JN004776

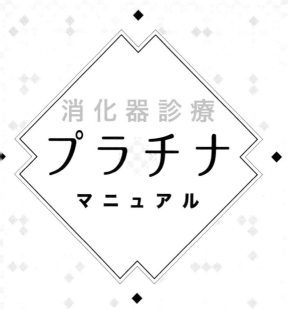

消化器診療
プラチナ
マニュアル

小林健二 著

市立大町総合病院 内視鏡室長 / 副内科部長

メディカル・サイエンス・インターナショナル

Platinum Manual of Gastroenterology
First Edition
by Kenji Kobayashi

ISBN 978-4-8157-3023-9

Printed and Bound in Japan

●序文

実用性と携帯性を兼ね備えた『感染症プラチナマニュアル』,『精神診療プラチナマニュアル』に続くプラマニュの第三弾として上梓したのが,この『消化器診療プラチナマニュアル』である。

消化器診療で扱う疾患は幅広く,かつ診断・治療における進歩は目覚ましい。そのような消化器領域の治療薬,症候,疾患に関する情報を,ポケットに入るボリュームに収めつつも実用的であることを目指して,項目や説明はできるだけ絞り込み簡潔にした。目の前の患者の対応で困ったときに,まず何を考えてどう行動すればよいかを指南するのがマニュアルの役目である。本書ではその目的を果たせるように内容を吟味し,できるだけシンプルにしたつもりである。シンプルでありながら,内容は非常に濃いと自負している。

本書は消化器疾患を診はじめた若手の医師をターゲットに執筆したが,コメディカルを含むそれ以外の方々にも有用な情報が詰まっていると確信する。また,消化器科を希望する学生には,本書から将来の日常診療の感覚を掴んでもらいたい。本書を読んでいただければ,カバーする範囲が広い消化器診療の概要を理解するのに役立つはずである。

本書はポケットに収まる小型のマニュアルという性質上,画像を省いて文章で説明している。しかしながら,消化器疾患は内視鏡検査や画像検査なしには語れないほど,診療の現場において画像のもつ意義が大きい。本書を読んでいて気になることがあれば,ぜひ成書を紐解いて典型的な画像を見て確認しておくことをお勧めする。百聞は一見に如かず,である。消化器疾患への理解が一層深くなることは間違いない。

本書が多くの方々に読まれ,先行する感染症や精神診療のプラマニュ同様に,「プラマニュでは,こう書いてある」と日々の診療で愛用していただき,ひいては医療者間の共通認識の礎になれば望外の喜びである。本書の執筆にあたっては,構成と内容の記載に細心の注意を払ったが,それでも100%ではないであろう。このマニュアルがさらに使いやすいものと

なるためには，読者の皆様からのフィードバックが欠かせない。ここをこうしたら良いのでは，この項目があったらいい，などのご意見があったら，ぜひ出版社に伝えていただきたい。

最後に，本書の執筆にあたりご協力をいただいた三井記念病院消化器内科部長の戸田信夫先生に御礼を申し上げます。

2021年5月

小林 健二

●本書を読む前に

- 本書に記載された薬剤の適応，用量およびその他の情報については，信頼できる情報を細心の注意を払って確認した。しかしながら，新たな知見が加わることにより，薬剤の適応または用量が変更される，あるいは追加の副作用情報が提供される可能性がある。読者は，特に使い慣れていない薬剤に関しては，その使用にあたって最新の情報を確認することを強く推奨する。
- 本書では原則として，薬剤名のカナ表記は厚生労働省発表の「使用薬剤の薬価（薬価基準）」に従い記述し，薬剤の商品名には「®」を記した。
- 本書に記載された薬価は，2021年5月19日時点のものである。薬価は改定されるため，あくまでも参考として利用していただきたい。
- 筆者が日常診療で利用している薬剤を中心に記載した。
- 処方例において，投与経路の記載のないものはすべて経口投与をさす。
- 本書の執筆に関連した利益相反はない。

●略語一覧

ARDS	急性呼吸促迫症候群 (acute respiratory distress syndrome)
BCAA	分岐鎖アミノ酸 (branched-chain amino acid)
CART	腹水濾過濃縮再静注療法 (cell-free and concentrated ascites reinfusion therapy)
CDDP	シスプラチン (*cis*-diamminedichloroplatinum)
CDI	*Clostridioides difficile* 感染症 (*Clostridioides difficile* infection)
CEA	癌胎児性抗原 (carcinoembryonic antigen)
COPD	慢性閉塞性肺疾患 (chronic obstructive pulmonary disease)
CS	大腸内視鏡検査 (colonoscopy)
CTZ	化学受容器引金帯 (chemoreceptor trigger zone)
DAA	直接作用型抗ウイルス薬 (direct acting antiviral agent)
DES	びまん性食道痙攣 (diffuse esophageal spasm)
DIC	播種性血管内凝固症候群 (disseminated intravascular coagulation)
DOAC	直接経口抗凝固薬 (direct oral anticoagulants)
EGD	上部消化管内視鏡検査 (esophagogastroduodenoscopy)
EIS	内視鏡的硬化療法 endoscopic sclerotherapy (endoscopic injection sclerotherapy)

EMR	内視鏡的粘膜切除術(endoscopic mucosal resection)
EPS	心窩部痛症候群(epigastric pain syndrome)
ERCP	内視鏡的逆行性胆道膵管造影(endoscopic retrograde cholangiopancreatography)
ESD	内視鏡的粘膜下層剥離術(endoscopic submucosal dissection)
ESWL	体外衝撃波結石破砕術(extracorporeal shock wave lithotripsy)
ETEC	腸管毒素原性大腸菌(enterotoxigenic *Escherichia coli*)
EUS	超音波内視鏡検査(endoscopic ultrasonography)
EUS-FNA	超音波内視鏡下穿刺術(endoscopic ultrasound-guided fine needle aspiration)
EVL	内視鏡的食道静脈瘤結紮療法(endoscopic variceal ligation)
FAP	家族性大腸腺腫症(familial adenomatous polyposis)
FD	機能性ディスペプシア(functional dyspepsia)
FICE	flexible spectral imaging color enhancement
FODMAP	発酵性オリゴ糖，二糖類，単糖類，ポリオール(fermentable oligosaccharides, disaccharides, monosaccharides, and polyols)
GAVE	胃前庭部毛細血管拡張症(gastric antral vascular ectasia)
GERD	胃食道逆流症(gastroesophageal reflux disease)

GIST	消化管間質腫瘍 (gastrointestinal stromal tumor)
H$_2$RA	ヒスタミン H$_2$ 受容体拮抗薬 (histamine H$_2$ receptor antagonist)
HAV	A 型肝炎ウイルス (hepatitis A virus)
HBV	B 型肝炎ウイルス (hepatitis B virus)
HCC	肝細胞癌 (hepatocellular carcinoma)
HCV	C 型肝炎ウイルス (hepatitis C virus)
HDV	D 型肝炎ウイルス (hepatitis D virus)
HEV	E 型肝炎ウイルス (hepatitis E virus)
HNPCC	遺伝性非ポリポーシス大腸癌 (hereditary non-polyposis colorectal cancer)
HP	ヘリコバクター・ピロリ (*Helicobacter pylori*)
HRM	高解像度食道内圧検査 (high resolution manometry)
HUS	溶血性尿毒症症候群 (hemolytic uremic syndrome)
IBD	炎症性腸疾患 (inflammatory bowel disease)
IBS	過敏性腸症候群 (irritable bowel syndrome)
IEE	画像強調観察内視鏡 (image-enhanced endoscopy)
IFN	インターフェロン (interferon)
IPMN	膵管内乳頭粘液性腫瘍 (intraductal papillary mucinous neoplasm)
LES	就寝前補食 (late evening snack)

MARTA	多元受容体作用抗精神病薬 (multi-acting receptor-targeted antipsychotics)
MRCP	磁気共鳴胆道膵管撮影 (magnetic resonance cholangiopancreatography)
NAFLD	非アルコール性脂肪性肝疾患 (non-alcoholic fatty liver disease)
NASH	非アルコール性脂肪肝炎 (non-alcoholic steatohepatitis)
NBI	狭帯域光観察 (narrow band imaging)
NSAIDs	非ステロイド性抗炎症薬 (nonsteroidal anti-inflammatory drugs)
OIC	オピオイド誘発性便秘症 (opioid-induced constipation)
PBC	原発性胆汁性胆管炎 (primary biliary cholangitis)
P-CAB	カリウムイオン競合型アシッドブロッカー (potassium-competitive acid blocker)
PDS	食後愁訴症候群 (postprandial distress syndrome)
PEG	ポリエチレングリコール (polyethylene glycol)
PFD (試験)	pancreatic functioning diagnostant (test)
PID	骨盤内炎症性疾患 (pelvic inflammatory disease)
PPI	プロトンポンプ阻害薬 (proton pump inhibitor)

PSC	原発性硬化性胆管炎(primary sclerosing cholangitis)
PTCD	経皮経肝胆管ドレナージ(percutaneous transhepatic cholangio drainage)
SBP	特発性細菌性腹膜炎(spontaneous bacterial peritonitis)
SIBO	小腸内細菌異常増殖(small intestinal bacterial overgrowth)
SIRS	全身性炎症反応症候群(systemic inflammatory response syndrome)
STEC	志賀毒素産生性大腸菌(Shiga toxin-producing *Escherichia coli*)
TACE	肝動脈化学塞栓療法(transcatheter arterial chemoembolization)
TIPS	経頸静脈的肝内門脈静脈短絡術(transjugular intrahepatic portosystemic shunt)
UC	潰瘍性大腸炎(ulcerative colitis)

消化器診療の5大原則

1. 消化器関連の症候 ≠ 消化器疾患

悪心・嘔吐，腹痛，食欲低下，便通異常など，日常診療で遭遇する，いわゆる消化器関連の愁訴は非常に多い。訴えから消化器疾患に注目してしまうが，実際は消化器疾患以外の原因で消化器関連の症状をきたすことは多い。

上腹部痛では，腹腔内の臓器以外に心血管系の疾患，肺疾患などの除外が必須である。それ以外に腹痛をもたらす全身疾患もある。下腹部痛では，泌尿器，加えて女性では婦人科臓器の疾患も鑑別に入れなければならない。**消化器関連の症候の原因は，消化器疾患のみにあらず**という点を意識して，診断の早期閉鎖を避けることが大切である。

2. 患者あっての検査

クイズならいざ知らず，実臨床で検査データや画像だけで診断をつけることはない。検査結果の解釈には，患者情報が必要である。ゆえに日々の診療において，病歴と身体診察をないがしろにすることはできない。しかし，これは検査の意義を否定するものではない。むしろ，消化器領域の診療において血液検査，内視鏡検査，画像検査は強力な武器であるから，必要なときには積極的に使うべきである。

特に高齢者や意識レベルが低下した患者では，病歴だけからのアプローチには限界があり，これらの検査はきわめて有用である。重要なのは患者の背景，状況を踏まえて検査結果を解釈することである。**検査結果の異常だけをみていると，全体像を見失い，患者の主訴とは無関係な問題の解決に奔走することになりかねない。**

3. 検査の特性，限界を理解する

検査は有用であり，強い味方であるが，万能ではない。誤った使い方をすると役に立たないばかりか，患者に不利益をも

たらすこともある。

　検査を行うときには，鑑別診断，検査目的，さらには検査結果を受けてその後のアクションをどうするかを予め決めておく。**検査結果の如何にかかわらず，その後のアクションが変わらないのであれば，検査を行わないという選択肢もありうる。**

　鑑別診断と検査目的に応じて適切な検査を選択するためには，検査の特性と限界を理解することが必須となる。たとえば，大腸内視鏡検査は大腸検査のゴールドスタンダードとされるが，この検査にも限界はある。大腸粘膜面の観察であるから，当然それ以外の情報は限られる。また，大腸ポリープを見落とす割合は，報告によると5 mm以下のポリープで21〜31%，6〜9 mmで11〜19%，10 mm以上でも1〜9%とある(Gastroenterology. 2019; 156: 1661-74. PMID: 30738046)。

　さらに，顕微鏡的大腸炎のように，肉眼的に異常をとらえにくい場合には診断のために生検が必要となることがあるが，検査施行医に当該疾患を鑑別する目的であることを伝えていないと，生検が施行されず，診断に結びつかない可能性がある。

　自分の依頼する検査が，検査目的に合致したものかを確認することと，検査の結果をもってどうするのかを予め決めておくことが重要である。どうするのがよいか不明であれば，事前に消化器専門医にコンサルトする。

4. コモンなものから考える

見逃すと致死的な疾患を除外したら，患者の性別，年齢，併存疾患，社会的背景などから，頻度の高い疾患を考えていく癖をつける。

　消化器疾患に限ったことではないが，コモンな病気は，よく遭遇するからコモンなのである。鑑別診断を挙げる際にはコモンなものから考えるのが効率よい。そのためには当然個々の疾患の疫学的な知識も必要になる。

　教科書にある鑑別診断の一覧表は，網羅的に鑑別診断を挙げるのには有用であるが，臨床の現場でそれらをしらみつぶしにあたるのは非効率的である。非典型例を含めてコモンな

疾患は，典型的な経過をたどるまれな疾患より，遭遇する可能性が高いことを肝に銘じて診療にあたる。

5. 形あるものには働きがある

消化器内科がカバーする範囲は広い。各臓器の解剖と機能を理解することは診断，病態の理解，治療において重要である。内視鏡検査およびその他の画像検査の所見を理解するためには，解剖の知識が欠かせない。正常解剖を知らないと，病的なものは理解できない。

　しかし，必要なのは形態異常の認識だけではない。それぞれの臓器には臓器特有の機能がある。特有の機能が損なわれると，さまざまな症状を引き起こし，ときに検査データの異常を起こす。消化器機能の理解は病態の理解につながる。たとえば，消化管の運動機能障害であるアカラシアや胃不全麻痺は，肉眼的に判別できる異常を認めないことが多いが，どのような機能異常がどういった症状をもたらすかを理解できれば，患者の訴えから原因を推測でき，診断のために適切な検査を選ぶことができる。

　消化器領域の診療では，臓器の形態だけでなく，その働きにも注目すること。

文献

1. Zhao S, Wang S, Pan P, et al. Magnitude, risk factors, and factors associated with adenoma miss rate of tandem colonoscopy: A systematic review and meta-analysis. Gastroenterology. 2019; 156: 1661-74. PMID: 30738046

Memo

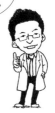

■消化性潰瘍治療薬

◎概要

- **酸分泌阻害薬と防御因子増強薬に大別される。**前者は胃酸分泌を阻害する薬剤で，**ヒスタミン H_2 受容体拮抗薬（H_2RA），プロトンポンプ阻害薬（PPI），カリウムイオン競合型アシッドブロッカー（P-CAB）**がある。後者は胃粘膜からの粘液分泌を促進したり，胃粘膜の血流を増加することで粘膜防御因子を増強する作用をもつ。

- 消化性潰瘍の原因は *Helicobacter pylori*（*H.pylori*）感染とNSAIDs が大半で，該当する原因の除去が治療の第 1 選択となる。しかし，酸分泌の抑制は潰瘍の治癒促進にきわめて有効であることから，同時に酸分泌阻害薬を用いる。

- 消化性潰瘍の治療は酸分泌阻害薬が主体であり，防御因子増強薬は補助的に用いる。

- 酸分泌阻害薬は他に逆流性食道炎，機能性ディスペプシアの治療にも用いる。ただし，**機能性ディスペプシアに対する保険適応はない。**

◆ヒスタミン H_2 受容体拮抗薬（H_2RA）

◎ラフチジン：プロテカジン® / ラニチジン塩酸塩：ザンタック®

薬価：プロテカジン® 10 mg 1 錠　24.9 円（消化性潰瘍には 1 日 20 mg）/ザンタック® 150 mg 1 錠 12.7 円（消化性潰瘍には 1 日 300 mg），注 2.5 % 2 mL 1 管 89 円（上部消化管出血には 1 日 150～200 mg）

妊婦・授乳：妊婦では有益性投与。投与中は授乳しないよう指示

特徴

- 胃に存在する G 細胞から分泌されるガストリンは，ECL 細胞に作用してヒスタミン分泌を刺激。このヒスタミンが胃の壁細胞に作用して胃酸が分泌される。H2RA は，壁細胞上の H_2 受容体に選択的に作用し，ヒスタミンの結合を競合的に阻害することで酸分泌を抑制。
- 即効性に優れる。酸分泌抑制効果は服用後数時間でみられる。
- プロトンポンプを直接阻害する PPI，P-CAB と比較すると酸分泌抑制効果は弱い。
- 長期使用により，壁細胞の H_2 受容体の数に変化が生じ，効果が減弱する。
- ラフチジンは肝代謝型。それ以外の H2RA は腎排泄されるため，腎機能低下症例では用量の調節が必要。
- *H. pylori* 除菌判定に影響しない。PPI や P-CAB は除菌判定に影響するため，判定の２週間前から休薬が必要。

[処方例]

胃潰瘍・十二指腸潰瘍：

□プロテカジン® 10 mg 錠１回１錠，１日２回朝，夕食後

慢性胃炎の急性増悪期における胃粘膜病変(びらん，出血，発赤，浮腫)の改善：

□プロテカジン® 10 mg 錠１回１錠，１日１回夕食後または就寝前

◆プロトンポンプ阻害薬(PPI)

◎ラベプラゾールナトリウム：パリエット®／エソメプラゾールマグネシウム水和物：ネキシウム®／ランソプラゾール：タケプロン®

薬価：パリエット® 5 mg １錠 41.7 円，10 mg　１錠 72.7 円(消化性潰瘍には１日 10〜20 mg)／ネキシウム® 20 mg １カプセル 108.9 円(消化性潰瘍には１日 20 mg)／タケプロン® OD 錠 15 mg １錠 52.3 円，30 mg １錠 90.8 円(１日 30 mg)，静注用 30 mg １瓶 383 円(１日 60 mg)

妊婦・授乳：いずれも有益性投与

特徴

- 酸分泌の最終段階に位置するプロトンポンプを阻害することで，H_2RA や抗コリン薬より強力な酸分泌抑制作用をもつ。
- 継続投与でも耐性が生じない。
- 小腸で吸収された薬剤は，全身循環を介して胃の壁細胞に移行する。分泌細管内で酸により活性体へと変わり，活性型のプロトンポンプと非可逆的に結合することで胃酸分泌を抑制する。
- 食後よりも食前に服用したほうが強力な酸分泌抑制を得られる。
- **経管投与はエソメプラゾール顆粒とランソプラゾールOD錠のみ可能**。それ以外は腸溶錠のため粉砕不可。
- 最大の酸分泌抑制効果発現までに3～4日要する。そのため，胃食道逆流症の胸やけに頓服する場合には，H_2RA が適する。
- 夜間の酸分泌抑制効果に乏しい。
- ラベプラゾールとエソメプラゾールは，肝臓の薬物代謝酵素である CYP2C19 の影響が少なく，安定した効果が期待できる。一方，ランソプラゾールやオメプラゾールは代謝の大部分が CYP2C19 に依存し，CYP2C19 の遺伝子多型の影響を受けやすい。PPI による治療抵抗例では，CYP2C19 の遺伝子多型の影響を受けにくい PPI への変更が有効なことがある。
- *Clostridioides difficile* 感染，膠原線維性大腸炎，腸管感染症，肺炎，骨粗鬆症などのリスクの増加が危惧されている。
- ランソプラゾール注またはオメプラゾール注を点滴側管より投与する場合，配合変化を防ぐために投与前後に生理食塩液または 5%ブドウ糖注射液でフラッシュする。

[処方例]
消化性潰瘍：
□ネキシウム® 20 mg　1回1カプセル，1日1回朝食前。
　胃潰瘍では8週間まで，十二指腸潰瘍では6週間まで。

低用量アスピリン投与時における胃潰瘍または十二指腸潰瘍の再発抑制:

□パリエット® 5 mg 錠(10 mg 錠に増量可)，1 回 1 錠，1 日 1 回朝食前
□ランソプラゾール 15 mg，ラベプラゾール 5 mg または 10 mg，エソメプラゾール 20mg で保険適応あり。

NSAIDs 投与時における胃潰瘍または十二指腸潰瘍の再発抑制:

□タケプロン® OD 錠 15 mg 錠，1 回 1 錠，1 日 1 回朝食前
□ランソプラゾール 15 mg，エソメプラゾール 20 mg で保険適応あり。

◆カリウムイオン競合型アシッドブロッカー(P-CAB)

●ボノプラザンフマル酸塩:タケキャブ®

薬価:10 mg 1 錠　125 円，20 mg 1 錠　187.5 円
妊婦・授乳:いずれも有益性投与

特徴

・PPI と異なり酸に安定。腸から吸収された薬剤は，血流を介して胃の壁細胞に到達したのち，プロトンポンプが酸を細胞外に放出するために必要なカリウムイオンの取り込みを競合的に阻害する。

・PPI と異なり，酸による活性化は必要ない。そのため活動型のプロトンポンプ以外に非活動状態のプロトンポンプにも結合し，プロトンポンプの作用を阻害。さらに酸性環境下で安定して存在できるため，分泌細管に高濃度に集積して長時間残存。これらの特徴により最大効果発現までの時間が短く，効果が持続する。

・ボノプラザンの薬物代謝には CYP2C19 が関与しない。そのため同薬の効果は CYP2C19 の酵素活性に左右されず，治療効果の個人差が少ない。

・*H. pylori* 除菌では，同菌が増殖状態となる pH 5 以上であることが必要。P-CAB の酸分泌抑制効果は即効性があり，かつ強力であるため，PPI よりも高い *H. pylori* 除菌成功率が報告されている。

・胃酸分泌を強力に抑制することで，PPI と同様に腸管感染症，肺炎，骨粗鬆症などのリスクの増加が危惧される。

[処方例]

消化性潰瘍：

□ 20 mg 錠 1 回 1 錠，1 日 1 回朝食後
　胃潰瘍では 8 週間まで，十二指腸潰瘍では 6 週間まで。

低用量アスピリン投与時または NSAIDs 投与時の胃潰瘍または十二指腸潰瘍の再発抑制：

□ 10 mg 錠 1 回 1 錠，1 日 1 回朝食後

◆防御因子増強薬
◎スクラルファート水和物：アルサルミン®／レバミピド：ムコスタ®／ミソプロストール：サイトテック®

薬価：アルサルミン® 90％ 1 g　6.5 円（消化性潰瘍，急性胃炎などには 1 日 3 g）／ムコスタ® 100 mg 1 錠 10.7 円（1 日 300 mg）／サイトテック® 200 μg 1 錠 29.2 円（1 日 800 μg）

妊婦・授乳：

・アルサルミン®：ほとんど血中に吸収されないため，胎児への影響はないとされる。母乳への移行もほとんどない

・ムコスタ®：妊婦には有益性投与。授乳中の投与では授乳を回避

・サイトテック®：妊婦には禁忌。授乳中は有益性投与

特徴

・胃粘膜の微小循環改善，粘液産生・分泌亢進などの機序により，胃粘膜に対する攻撃因子から胃壁を守る作用をもつ。

・効果は限定的であり，補助的に用いる。

・粘膜被覆作用をもつ薬剤に，アルサルミン®，アルギン酸ナトリウム（アルロイド G®），エカベトナトリウム水和物（ガストローム®）などがある。

- 胃粘液増加作用をもつ薬剤にはテプレノン(セルベックス®)，ムコスタ®がある。
- プロスタグランジン誘導体のサイトテック®は胃粘膜の血流増加，胃・十二指腸粘膜の重炭酸イオン分泌促進などにより粘膜防御機構を増強する。子宮収縮作用があるため，妊婦には禁忌。

[処方例]

NSAIDs 長期投与時の胃潰瘍および十二指腸潰瘍：

□サイトテック® 200 µg 錠 1 回 1 錠，1 日 4 回(毎食後および就寝前)

■消化管運動機能改善薬

◎概要
●低下した消化管運動機能を正常化し，症状を改善させる。
●大きく以下のように分類される。

> ①アセチルコリン作動薬
> ②ドパミン D_2 受容体拮抗薬
> ③選択的セロトニン 5-HT$_4$ 受容体作動薬
> ④オピオイド作動薬
> ⑤アセチルコリンエステラーゼ阻害薬

●多くの消化管運動機能改善薬は，アセチルコリンの作用を増強することで効果を発現する。そのため抗コリン薬との併用で，その効果が減弱しうる。

◆アセチルコリン作動薬
◎アクラトニウムナパジシル酸塩：アボビス®

特徴
- 副交感神経を刺激し，消化管運動と消化液分泌を促進。
- 妊娠中の投与に関する安全性は確立していないため投与しない。授乳期使用に関する情報はない。

[処方例]
慢性胃炎による悪心，嘔吐，腹部膨満：
□ 50 mg 1 回 1 カプセル，1 日 3 回毎食後
注意：以前は使用されていたが現在，販売は終了

◆ドパミン D_2 受容体拮抗薬
◎メトクロプラミド：プリンペラン®/ ドンペリドン：ナウゼリン®/ イトプリド塩酸塩：ガナトン®

薬価：プリンペラン® 5 mg 1 錠　6.5 円（1 日 10〜30 mg）/ ナウゼリン® 10 mg 1 錠 12.5 円（1 日 30 mg）/ガナ

トン® 50 mg 1 錠　13.4 円（1 日 150 mg）

妊婦・授乳：

- メトクロプラミドの妊娠期・授乳中の使用が問題になる可能性は低いと考えられる（肥沼　幸．健胃消化薬・胃腸機能調整薬．In: 伊藤真也ほか編．薬物治療コンサルテーション 妊娠と授乳．改訂3版．東京：南山堂，2020: 408-13.）
- ドンペリドンは，動物実験（ラット）で骨格，内臓異常などの催奇形作用が報告されているため，添付文書では妊娠中の使用はしない旨の記載がある．授乳期の使用は問題ないと考えられる（同上文献）
- イトプリドに関するデータは少ないが，添付文書では妊娠中は有益性投与とあり．授乳中の投与では授乳を回避

特徴

- 消化管筋層間にある Auerbach（アウエルバッハ）神経叢のドパミン2型受容体（D_2 受容体）に拮抗することでアセチルコリンの遊離を促進し，消化管運動を亢進．
- 延髄に存在する化学受容器引金帯（CTZ）は嘔吐中枢を刺激する．メトクロプラミドとドンペリドンは CTZ の D_2 受容体に拮抗することで中枢性の制吐作用をもつ．
- **メトクロプラミドは血液脳関門を通過するため，錐体外路症状の出現，乳汁分泌などの副作用あり．特に高齢者への投与は注意を要する．**
- メトクロプラミドは下部消化管の運動促進作用もあるため，下痢のある患者では下痢の悪化をきたしうる．
- 高用量のメトクロプラミドは 5-HT_3 受容体に拮抗するが，高用量を長期使用した場合，非可逆性の遅発性ジスキネジアを起こすことがあるため要注意．
- **ドンペリドンは血液脳関門を通過しないため，中枢神経系の副作用はまれ．**
- ドンペリドンは上部消化管に選択的に作用して下痢の増悪がない．
- イトプリドは D_2 受容体に拮抗するとともに，アセチルコリンエステラーゼ阻害作用を有するため，制吐作用と強い消化管運動亢進作用をもつ．

[処方例]

慢性胃炎による悪心：

□ナウゼリン® 10 mg 錠 1 回 1 錠，1 日 3 回毎食前

3

◆選択的セロトニン 5-HT₄ 受容体作動薬

◎モサプリドクエン酸塩水和物：ガスモチン®

薬価：2.5 mg 1 錠　10.1 円，5 mg 1 錠　13.5 円(1 日 15 mg)

妊婦・授乳：モサプリドの妊娠期使用のデータは限られ，添付文書では有益性投与とあり。また血漿蛋白結合率は約 99％と高く，乳汁中への移行は少ないと考えられるが，添付文書では使用時の授乳は控えるよう記載あり

特徴

・Auerbach 神経叢の 5-HT₄ 受容体を刺激することで，アセチルコリン分泌を刺激し消化管運動亢進をもたらす。
・モサプリドは下部消化管に作用し，偽性腸閉塞にも用いられる。

[処方例]

慢性胃炎による悪心，嘔吐：

□ 5mg 錠 1 回 1 錠，1 日 3 回毎食後

◆オピオイド作動薬

◎トリメブチンマレイン酸塩：セレキノン®

薬価：100 mg 1 錠　12.5 円(1 日 300〜600 mg)

妊婦・授乳：妊娠期使用に伴う有害事象の報告はなく，授乳期使用に関する報告もない。添付文書では，妊娠期は有益性投与。授乳期の投与では授乳を控えるよう記載あり

特徴

・消化管のオピオイド受容体に作用する。消化管運動の亢進では消化管運動抑制作用を，消化管運動の低下では消化管運動亢進作用を示す。

・少量投与で消化管運動は亢進し，大量投与で抑制される。

[処方例]

慢性胃炎による悪心，嘔気，腹部膨満感：

□ 1回1錠，1日3回毎食後

過敏性腸症候群：

□ 1回1~2錠，1日3回毎食後

◆アセチルコリンエステラーゼ阻害薬
●アコチアミド塩酸塩水和物：アコファイド®

薬価：100 mg 1錠　35.7円（1日 300 mg）

妊婦・授乳：情報はほとんどなし，有益性投与

特徴

・副交感神経および Auerbach 神経叢から放出される神経伝達物質であるアセチルコリンの分解を阻害することでアセチルコリンの量を相対的に増加させ，消化管運動を亢進する。

・本邦で唯一「機能性ディスペプシア」に対して保険適応がある。

・機能性ディスペプシアによる早期飽満感，食後膨満感，上腹部膨満感に対して投与。

[処方例]

機能性ディスペプシア：

□ 1回1錠，1日3回毎食前

■文献

1.肥沼　幸．健胃消化薬・胃腸機能調整薬．In: 伊藤真也，村島温子編．薬物治療コンサルテーション　妊娠と授乳．改訂 3 版．東京：南山堂，2020: 408-13.

3

■制吐薬

◎概要

●悪心・嘔吐を緩和する目的で投与される。

●悪心・嘔吐の原因と発症機序を推測し，それに対応した薬剤を選択する。

●制吐薬は，その作用点から大きく以下の3つに分けられる。

---

①中枢性制吐薬：嘔吐中枢や化学受容器引金帯（CTZ）の抑制作用を有する。

・**フェノチアジン系薬剤**：ドパミン2型受容体（D_2受容体）を遮断してCTZを抑制。

・**選択的ニューロキニン1（NK_1）受容体拮抗薬**：抗腫瘍薬投与後の遅発性嘔吐に関与するサブスタンスPの結合を抑制。

・**抗ヒスタミン薬**：内耳迷路への作用，嘔吐中枢の抑制。

②末梢性制吐薬：主に消化管などからの刺激による嘔吐を抑制。消化管運動機能改善薬，抗コリン薬が含まれる（「消化管運動機能改善薬」の項参照）。

③中枢性・末梢性制吐薬：

・**ドパミンD_2受容体拮抗薬**：D_2受容体に拮抗することで消化管運動を促進し，CTZ抑制作用をもつ。

・**5-HT$_3$受容体拮抗薬**：抗腫瘍薬投与時に生じる急性嘔吐には，5-HT$_3$受容体が関与。消化管の求心性腹部迷走神経末端に存在する5-HT$_3$受容体に，小腸粘膜の腸クロム細胞から放出されたセロトニンの結合を選択的に阻害し，またCTZの5-HT$_3$受容体も遮断する。

・**その他**：いくつかの**抗精神病薬**は嘔吐に関連する複数の受容体に拮抗する。そのため，難治性の悪心・嘔吐に使われることが多い。

●以下では汎用されるものから順に述べる。

◆ドパミン D₂ 受容体拮抗薬

◎メトクロプラミド：プリンペラン®

薬価：5 mg 1 錠　6.5 円（1 日 10〜30 mg），注 10 mg 0.5%
2 mL 1 管　58 円（1 日 10〜20 mg）

妊婦・授乳：妊婦，授乳中にも安全に投与できる（青木宏明．
鎮痙薬・制吐薬．In: 伊藤真也ほか編，薬物治療コンサルテー
ション 妊娠と授乳．改訂 3 版．東京：南山堂，2020:
420-6.）

特徴

・「消化管運動機能改善薬」の項参照。

[処方例]

□ 5 mg 錠 1 回 1 錠，1 日 3 回毎食前

◎ドンペリドン：ナウゼリン®

薬価：10 mg 1 錠　12.5 円（1 日 30 mg）

妊婦・授乳：妊婦には禁忌。授乳中の投与は問題ない

特徴

・「消化管運動機能改善薬」の項参照。

[処方例]

□ 10 mg 錠 1 回 1 錠，1 日 3 回毎食前

◆フェノチアジン系薬剤

◎プロクロルペラジン：ノバミン®

薬価：5 mg 1 錠　9.8 円（1 日 5〜20 mg），[筋注] 0.5%
1 mL 1 管　59 円（1 日 5 mg）

妊婦・授乳：妊婦には投与しないことが望ましい。授乳中
の投与では，授乳を回避

特徴

・フェノチアジン系抗精神病薬の 1 つで，CTZ の D_2 受容体を遮断することで制吐作用を示す。

・術前・術後の悪心・嘔吐に対して保険適応がある。保険適応外でオピオイド開始時に悪心・嘔吐の予防目的で投与されうるが，予防効果に関するエビデンスは乏しい。

・**中枢神経系の副作用として錐体外路症状が出現することがある。その他の副作用としてアカシジア，悪性症候群，白血球減少，血圧低下，頻脈，不整脈がある。**

[処方例]

□ 5 mg 錠 1 回 1 錠，1 日 3 回

◆抗精神病薬（MARTA）

◎オランザピン：ジプレキサ®

薬価：5 mg 1 錠　150.4 円（悪心・嘔吐には 1 日 5 mg）

妊婦・授乳：妊娠中は有益性投与。授乳中の投与は，制吐目的で用いられる量であれば乳汁中への移行は少なく，問題ないと考えられる（伊藤賢伸，渡邊央美．抗精神病薬．In: 伊藤真也ほか編．薬物治療コンサルテーション 妊娠と授乳．改訂 3 版．東京：南山堂，2020: 520-8.）

特徴

・セロトニン 5-HT_2 受容体と D_2 受容体を遮断する。

・催吐性の高い化学療法後の急性および遅発性の悪心・嘔吐の予防に有用。

・オピオイド投与開始時の悪心・嘔吐にも有効。

・糖尿病患者での使用は禁忌。糖尿病性ケトアシドーシスや糖尿病性昏睡を引き起こしうる。

[処方例]

□ 5 mg 錠 1 回 1 錠，1 日 1 回就寝前

◆抗ヒスタミン薬
◎ジフェンヒドラミン・ジプロフィリン：トラベルミン®

薬価：配合錠 1 錠　5.9 円(1 日 3〜4 錠)

妊婦・授乳：妊婦への投与は推奨しない。授乳中の投与では授乳を回避

4

特徴
- Ménière病，動揺病による悪心・嘔吐に対して用いられる。
- 副作用に眠気，倦怠感がある。
- 抗コリン作用があるため，閉塞隅角緑内障，前立腺肥大症のある患者では禁忌。

[処方例]
□ 1 回 1 錠(必要に応じて 1 日 3〜4 回)

◆5-HT₃ 受容体拮抗薬
◎ラモセトロン塩酸塩：ナゼア® / パロノセトロン塩酸塩：アロキシ®

薬価：ナゼア®OD 錠 0.1 mg 1 錠　929.8 円(1 日 0.1 mg) /
　　　アロキシ® 静注　0.75 mg 5 mL 1 瓶　14,764 円
　　　(1 日 1 回 0.75 mg)

妊婦・授乳：妊娠中は有益性投与。授乳中の投与では授乳を回避

特徴
- 化学療法誘発性嘔吐に対して投与される。
- オンダンセトロン，グラニセトロン，ラモセトロンは抗腫瘍薬投与中の急性悪心・嘔吐の予防に使用。
- グラニセトロンは放射線照射に伴う悪心・嘔吐にも保険適応がある。
- 第 2 世代のパロノセトロン(アロキシ®)は半減期が 40 時間と長い。そのため高または中等度催吐性薬による急性嘔吐と遅発性嘔吐に有効。

[処方例]

□ナゼア® OD 錠 0.1 mg，抗腫瘍薬投与 1 時間前に服用

4 ◆選択的 NK₁ 受容体拮抗薬

◎アプレピタント：イメンド™／ホスアプレピタントメグルミン：プロイメンド®

薬価：イメンド® 80 mg 1 カプセル　2,394 円，125 mg 1 カプセル　3,536.6 円（1 日目 125 mg，2 日目以降 80 mg，計 3 日間を目安）／プロイメンド® 点滴静注用 150 mg 1 瓶　13,346 円

妊婦・授乳：妊娠中は有益性投与。授乳中の投与では授乳を回避

特徴

・サブスタンス P は脳幹の孤束核と最後野を支配するニューロンでみられる神経ペプチド。サブスタンス P による催吐効果は NK₁ 受容体を介して発現する。

・他の制吐薬と併用する。

[処方例]

□1 日目：抗腫瘍薬投与 30 分〜2 時間前にイメンド® 125 mg を 1 日 1 回服用

□2 日目以降：午前中にイメンド® 80 mg を服用。合計 3 日間を目安にする。

■文献

1. 青木宏明．鎮痙薬・制吐薬．In: 伊藤真也，村島温子編．薬物治療コンサルテーション 妊娠と授乳．改訂 3 版．東京：南山堂，2020: 420-6.

2. 伊藤賢伸，渡邊央美．抗精神病薬．In: 伊藤真也，村島温子編．薬物治療コンサルテーション 妊娠と授乳．改訂 3 版．東京：南山堂，2020: 520-8.

■便秘薬

◎概要

・便秘薬は大きく以下の 7 つに分類される。

①**浸透圧性下剤**（塩類下剤，ラクツロース，ポリエチレングリコール）
　・慢性便秘の治療薬の第 1 選択である。薬剤耐性を生じない，腹痛を起こしにくいなどの長所がある。効果発現までに 2〜3 日を要するため，用量の調節は数日待って行う。
　・浸透圧性下剤で十分な効果が得られない場合には，他剤への切り替えを考慮。便秘薬の効果は排便回数だけでなく，便の性状，腹部膨満感，排便困難感から総合的に判断する。

②**膨張性下剤**
　・効果が弱いため便秘薬の第 1 選択として用いることは少ない。他の薬剤で効果が不十分なときに膨張性下剤を追加すると，症状の改善を得られることがある。

③**分泌性下剤**（上皮機能変容薬）

④**胆汁酸トランスポーター阻害薬**

⑤**μオピオイド受容体拮抗薬**

⑥**刺激性下剤**
　・即効性があるものの，連用すると効果が減弱する。長期連用により依存を生む。あくまで頓服することが大切。

⑦**その他**（**漢方薬**，坐薬，浣腸など）
　・漢方薬：便秘への効果は，それに含まれる大黄の量に比例する。大黄は，タデ科ダイオウ属植物の根茎を乾燥させたもので，アントラキノン系薬剤のセンナを多く含有。そのため大黄を含む漢方薬の乱用は，薬剤耐性や依存性を招く。

・便秘に用いる漢方薬のなかには甘草を含むものがあり，偽アルドステロン症に注意する。
・複数の漢方薬を併用する場合，含有生薬の重複に注意する。

◆浸透圧性下剤
●酸化マグネシウム：マグミット®

薬価：330 mg 1錠　5.7円，500 mg 1錠　5.7円（1日0.5～2 g）

妊婦・授乳：腎機能が正常で通常量を投与する場合，妊娠中および授乳中の服用は問題ない

特徴

・浸透圧性下剤のなかで塩類下剤に分類される。安価かつ本邦で長年用いられてきたため，便秘薬の第1選択となることが多い。
・胃内で胃酸と反応して塩化マグネシウム（$MgCl_2$）となる。さらに小腸で膵液と反応して重炭酸マグネシウム（$Mg(HCO_3)_2$）となり，最終的に炭酸マグネシウム（$MgCO_3$）となる。
・重炭酸マグネシウムおよび炭酸マグネシウムが腸壁から浸透圧によって水分を引き寄せ，腸管内容物が膨張し，腸管を刺激することで排便を促す。
・酸分泌抑制薬を服用している患者では，酸化マグネシウムの効果が減弱する。
・腎機能が低下した患者や高齢者では高マグネシウム血症をきたすことがある。そのため定期的な血清Mg値の測定が必須。高マグネシウム血症の症状，身体所見として悪心・嘔吐，徐脈，筋力低下，倦怠感，そして腱反射の減弱がある。最悪の場合は心停止にいたる。
・併用注意の薬剤が多い。テトラサイクリン系抗菌薬，ニューキノロン系抗菌薬，ビスホスホネート製剤，ポリカルボフィルカルシウム，セレコキシブ，ロスバスタチン，ラベプラゾールの効果が減弱する可能性がある。

・1 日 2～3 回に分割して服用。夕食後または就寝前に
　1 回の服用でも可。

[処方例]
□ 500 mg 錠 1 回 4 錠，1 日 1 回就寝前(年齢，症状に応
　じて適宜減量)

5

◎ポリエチレングリコール(PEG)：モビコール®

薬価：1 包　80 円　(成人で 1 日最大 6 包まで)
妊婦・授乳：いずれも有益性投与

特徴

・高分子化合物である PEG 製剤(マクロゴール 4000)の浸
　透圧効果から腸管内の水分量を増加させる。それにより
　便中水分量が増加し，便を軟化，便容積を増大し，腸管
　内での便の滑りを改善して排便を促す。
・腸管からほとんど吸収されないため，電解質異常をきた
　しにくい。薬剤の相互作用もない。
・1 日 1 回 2 包から開始。1 包あたり 60 mL の水に溶解して
　服用。水以外の飲料(リンゴジュースなど)に溶かしてもよ
　い。
・1 回で服用できないときには複数回に分けて服用できる。
　その場合，水に溶解したモビコール® は冷蔵庫に保存し，
　その日のうちに服用。
・用量の調節は 2 日以上あけて行う。最大量は 1 日 6 包。1
　日 1～3 回に分割して服用。

[処方例]
□ 1 回 2 包，1 日 1 回朝食後

◎ラクツロース：ラグノス®

薬価：NF 経口ゼリー 12 g 1 包　43.6 円 (1 日 4 包～6 包)
妊婦・授乳：妊婦には有益性投与。授乳婦への投与に関す
　　　　　　る情報なし

特徴

- 乳糖とガラクトースからなる人工二糖類。小腸内で分解されないため,浸透圧効果から腸管内の水分量を増やし便の軟化を生じる。大腸内で一部が細菌により分解され乳酸,酪酸などが産生され,大腸の蠕動運動を亢進する。
- ラクツロース(モニラック®)は肝不全時の高アンモニア血症,産婦人科術後の排ガス・排便促進に適応はあるが,慢性便秘に対して適応がない。ゼリー製剤であるラグノス®は慢性便秘に適応がある。ラグノス®1包12gはモニラック®10mLにほぼ相当する。
- ガラクトース血症では禁忌。
- ゼリー製剤は嚥下機能が低下した高齢者が服用しやすい。
- 肝硬変,腎不全の患者で第1選択となる。
- 1回2包,1日2回から開始。排便状況をみながら増減。最大量は1日6包。

[処方例]
□ 1回2包,1日2回朝,夕食後

◆膨張性下剤
◎カルメロースナトリウム:カルメロースナトリウム原末「マルイシ」
薬価:1g 7.3円 (1日1.5〜6g)
妊婦・授乳:妊婦への大量投与は避ける(流早産の危険性)

特徴

- 腸管内で水分を吸収し,便の容積を増し軟化する。
- 同時に大量の水分摂取が必要。
- 水と服用すると膨張しゼラチン状になるため,服用時に口の中に張り付いて飲みにくいことがある。その場合にはオブラートで包むなどして対応。
- 薬剤耐性を生じない。

[処方例]
□ 1.5〜6 g，3 回に分割，毎食後

◎ポリカルボフィルカルシウム：コロネル®

薬価：500 mg 1 錠　13.2 円（1 日 1.5〜3 g）
妊婦・授乳：妊婦には有益性投与。授乳については，情報
なし

特徴
- 便秘症に保険適応はない。過敏性腸症候群に伴う便通異常および消化器症状に適応がある。
- 酸性条件下でカルシウムが脱離し薬効を発揮する。胃酸分泌を抑制する H_2RA や PPI，胃酸を中和する作用のある酸化マグネシウムとの併用で，本剤の効果が減弱しうる。
- 以下の薬剤との相互作用に注意する。
  - テトラサイクリン系またはニューキノロン系抗菌薬との併用で，カルシウムイオンがこれら薬剤とキレートを形成し吸収を阻害する。
  - 活性型ビタミン D との併用で高カルシウム血症をきたしうる。
  - ジゴキシンとの併用は，ジゴキシンの作用を増強し不整脈を誘発しうる。

[処方例]
□ 1 回 2 錠，1 日 3 回毎食後

◆分泌性下剤（上皮機能変容薬）

◎ルビプロストン：アミティーザ®

薬価：12 µg 1 カプセル　58.5 円，24 µg 1 カプセル　116
円（1 日 48 µg）
妊婦・授乳：妊婦は禁忌。授乳中の投与には授乳を回避

特徴
- 小腸粘膜上のクロライドチャネル(ClC-2)を活性化し，小腸腸管内腔への水分分泌を増やす。よって便を軟化し，腸管内の輸送を促して便の排出を促進する。
- 若年女性で投与初期に悪心が生じうる。
- 腸閉塞が疑われる場合は禁忌。

[処方例]
□ 24 µg1 回 1 カプセル，1 日 2 回朝，夕食後(適宜減量)
注意：若年女性では 12 µg 1 回 1 カプセルを 1 日 1 回朝食後から開始し，悪心の出現状況と排便状況をみながら徐々に増量する。

◎リナクロチド：リンゼス™

薬価：0.25 mg 1 錠　83.6 円(1 日 0.25〜0.5 mg)
妊婦・授乳：いずれも有益性投与

特徴
- 腸管のグアニル酸シクラーゼ C(GC-C)受容体を活性化することで，細胞内の cGMP 濃度を増加する。以下の作用をもつ。
  - 腸管分泌促進作用
  - 小腸輸送能促進作用
  - 大腸痛覚過敏改善作用
- リナクロチドは便秘に伴う腹痛を改善。便秘型過敏性腸症候群にも適応がある。
- **副作用の下痢は，内服のタイミングが食事摂取に近いと強くなる。少なくとも食事 30 分前までに服用するよう指導。**

[処方例]
□ 1 回 2 錠，1 日 1 回食前
- 1 日 0.5 mg より開始。下痢になる場合は 0.25 mg に減量。それでも改善しなければ隔日投与にする。

注意：服用して効果発現までの時間に個人差があり，早い場合では2〜3時間で排便がみられる。外出中の下痢を避けるため，夕食前や休日に服用し，患者の排便パターンを把握してから服用時間を決定する。

◆胆汁酸トランスポーター阻害薬

◎エロビキシバット水和物：グーフィス®

薬価：5 mg 1錠　100.2円（1日5〜15 mg）

妊婦・授乳：妊婦では有益性投与。授乳中の投与では授乳を回避。

特徴
- 回腸末端での胆汁酸再吸収を阻害する。大腸に流入した胆汁酸は，大腸での水分分泌を促進。また大腸の蠕動運動を促進する。
- 蠕動運動促進作用が強い。
- 薬剤耐性を生じない。
- 効果発現が早い（服用後2〜3時間で発現することもある）。胆汁排泄が多い朝〜昼の食前服用で効果大。効きすぎるときには服用タイミングを変える（食前→食後）
- 中等症以上の便秘に適する。
- 投与開始1〜2週間に腹痛を伴うことがある。患者にその旨をあらかじめ伝えておく。

[処方例]
□ 1回2錠，1日1回食前

注意：腹痛，下痢が生じる場合には食前投与を食後投与へ切り替える，減量するなどで対処する。

◆μオピオイド受容体拮抗薬

◎ナルデメジントシル酸塩：スインプロイク®

薬価：0.2 mg 1錠　277.1円（1日1錠）

妊婦・授乳：いずれも有益性投与

特徴

・血液脳関門を通過しにくいため，腸管に発現するμオピオイド受容体のみに拮抗し，オピオイド誘発性便秘を改善する。
・悪性腫瘍の終末期患者では，オピオイドによる便秘以外に，経口摂取量の減少，臥床による運動量の低下，腫瘍による腸管の圧排，腹水貯留に伴う腸管蠕動の低下など多様な要因が便秘に関与する。患者の状態を評価して，他の便秘薬の使用も考慮する。

[処方例]

□ 1回1錠，1日1回

◆刺激性下剤
◎センナ：アローゼン®

薬価：1g　6.7円（1日0.5〜1g）
妊婦・授乳：妊婦には有益性投与。授乳中に服用したら授乳を回避（乳児での下痢の報告がある）

特徴

・大腸で加水分解され，レインアンスロンという活性体に変化する。これが大腸粘膜の筋層間神経叢を直接刺激して蠕動運動を惹起する。この蠕動運動は高振幅大腸収縮波（HAPC）と呼ばれ，結腸内の便を近位から遠位に広範囲に移動させる。
・本邦で広く用いられているが，有用性を証明するような臨床試験はない。
・長期連用により薬剤耐性をきたすため，頓用が推奨される。
・市販の緩下薬の大半を，センナに代表されるアントラキノン系薬剤が占める。

[処方例]

□ 1回0.5g，1日1回就寝前，便秘時頓用

◎ピコスルファートナトリウム水和物：ラキソベロン®

薬価：内用液 0.75% 1 mL　19.7 円(1 日 0.67〜1 mL)

妊婦・授乳：大腸で加水分解されたジフェニールメタンはほとんど糞便中へ排泄されるため胎児への影響はほとんどない。また通常容量であれば授乳への影響もない(三井真理. 整腸薬・止瀉薬・下剤. In: 伊藤真也ほか編. 薬物治療コンサルテーション 妊娠と授乳. 改訂 3 版. 東京：南山堂, 2020; 437-40.)

> **特徴**
> ・大腸内の腸内細菌由来の酵素により加水分解され，ジフェニールメタンに変化し，この活性体が腸管蠕動を惹起する。
>
> **[処方例]**
> □ 1 日 1 回 10〜15 滴(0.67〜1.0 mL)就寝前，便秘時頓用

◆漢方薬

● 便秘，便秘の関連症状に用いる漢方薬は 10 種類程度ある。代表的な 5 つを以下に挙げる。

◎大黄甘草湯(ダイオウカンゾウトウ)

薬価：ツムラ大黄甘草湯エキス顆粒 1 g　5.4 円(1 日 7.5 g)

妊婦・授乳：妊婦には投与しない。授乳中は慎重投与。乳児が下痢を起こしうる

> **特徴**
> ・大黄と甘草を含む。便秘に対する基本処方。長期に連用する場合には，偽アルドステロン症を起こすことがあるため，電解質異常に注意する。
>
> **[処方例]**
> □ 1 回 2.5 g，1 日 3 回毎食前

◎麻子仁丸(マシニンガン)

薬価:ツムラ麻子仁丸エキス顆粒1g 6.7円(1日7.5g)

妊婦・授乳:妊婦には投与しない。授乳中は慎重投与。乳児が下痢を起こしうる

特徴

- 大黄を含むが甘草は含まれないため,偽アルドステロン症のリスクは低い。他に麻子仁,芍薬(シャクヤク),枳実(キジツ),厚朴(コウボク),杏仁(キョウニン)が含まれる。
- 麻子仁に含まれる脂肪油・精油による便軟化作用と,大黄による大腸刺激性の排便の誘発が期待される。
- コロコロした兎糞便を軟らかくするのに有効。

[処方例]

□ 1回2.5g,1日3回毎食前

◎調胃承気湯(チョウイジョウキトウ)

薬価:ツムラ調胃承気湯エキス顆粒1g 6.4円(1日7.5g)

妊婦・授乳:妊婦には投与しない。授乳中は慎重投与

特徴

- 大黄甘草湯に芒硝(ボウショウ)が加わった処方。芒硝は硫酸ナトリウムで,塩類下剤として作用する。大黄甘草湯と比較して,大黄と甘草の量は少ない。
- 大黄甘草湯の服用で残便感や腹部膨満感が残るときに処方する。
- 大黄甘草湯と同様に,甘草による偽アルドステロン症に注意が必要。

[処方例]

□ 1回2.5g,1日3回毎食前

◎潤腸湯(ジュンチョウトウ)

薬価：ツムラ潤腸湯エキス顆粒 1 g　8.7 円(1 日 7.5 g)

妊婦・授乳：妊婦には投与しない。授乳中は慎重投与

特徴
- ルビプロストンと同様にクロライドチャネル(ClC-2)の活性化作用を有し，便を軟化する。同時に大黄による大腸刺激作用をもつ。大黄甘草湯や麻子仁丸より大黄が少なく緩徐な作用を示す。
- **高齢者の兎糞便に有効。**

[処方例]
□ 1 回 2.5 g，1 日 3 回毎食前

◎大建中湯(ダイケンチュウトウ)

薬価：ツムラ大建中湯エキス顆粒 1 g　9 円(1 日 15 g)

妊婦・授乳：妊婦には有益性投与。授乳については，情報なし

特徴
- 大黄を含まないため，下腹部痛や腹部膨満感に効く。
- 直腸の感覚閾値を下げるので，便意を感じやすくなる。

[処方例]
□ 1 回 5 g，1 日 3 回毎食前

■文献

1. 三井真理．整腸薬・止瀉薬・下剤．In: 伊藤真也，村島温子編．薬物治療コンサルテーション 妊娠と授乳．改訂 3 版．東京：南山堂，2020: 437-40.

■止痢薬

◎概要

● 下痢を緩和する目的で用いられる。

● 腸運動の抑制，細菌性毒素の吸着，収れん作用などにより下痢を緩和。

● 細菌性下痢の患者，または発熱，血便があり細菌性下痢の可能性がある場合には用いない。このような症例では，止痢薬の使用により腸管内に病原菌や毒素が長くとどまり，病状を悪化させうる。

◎ロペラミド塩酸塩：ロペミン®

薬価：1 mg 1 カプセル　36 円（1 日 1～2 mg）

妊婦・授乳：妊婦に対しては有益性投与。ヒトで母乳中への移行が報告されているが，乳児に影響を与える可能性は低いと考えられる（三井真理．整腸薬・止瀉薬・下剤．In: 伊藤真也ほか編．薬物治療コンサルテーション妊娠と授乳．改訂 3 版．東京：南山堂，2020: 437-40）

特徴

・腸管のμオピオイド受容体に作用し腸運動・分泌を抑制し，下痢を軽減する。

・タンニン酸アルブミンや制酸薬と一緒に内服すると，ロペラミドの吸収が悪くなり効果が減弱するため，数時間間隔を空ける。

・活動期の潰瘍性大腸炎の患者には禁忌。中毒性巨大結腸症を惹起することがある。

[処方例]

□ 1 回 1 カプセル，下痢時に 1 日 2 回まで

◎ベルベリン塩化物水和物・ゲンノショウコエキス：フェロベリン®

薬価：配合錠 1 錠　6.3 円（1 日 6 錠）

妊婦・授乳：ほとんど情報なし

特徴
- 腸管の蠕動抑制，腸内腐敗・発酵抑制，腸炎ビブリオや
カンピロバクターに対する抗菌活性をもつとされる。

[処方例]
□ 1回2錠，1日3回

6

◎タンニン酸アルブミン：タンニン酸アルブミン
原末「マルイシ」
薬価：1g　7.3円（1日3〜4g）
妊婦・授乳：ほとんど情報なし

特徴
- 腸粘膜蛋白に結合し，粘膜面を覆い粘膜面の保護や抗炎
症作用をあらわす。
- 乳性カゼインを含むため，牛乳アレルギーの患者には禁
忌。

[処方例]
□ 1回1g，1日3〜4回

◎天然ケイ酸アルミニウム：アドソルビン® 原末
薬価：10g　9.1円（1日3〜10g）
妊婦・授乳：ほとんど情報なし

特徴
- 腸管内の細菌性毒素や過剰な水分・粘液を吸着すること
で，腸管を保護し下痢を緩和。軽度〜中等度の細菌性下
痢に用いる。
- 栄養素も吸着するため食前または食間に投与。
- テトラサイクリン系，ニューキノロン系の抗菌薬と同時
に服用しない（これら抗菌薬の吸収が低下し効果が減弱
する）。
- 透析患者では禁忌。

［処方例］
□ 1 日 3〜10 g を 3〜4 回に分割，毎食前(および就寝前)

■**文献**

1.三井真理．整腸薬・止瀉薬・下剤．In: 伊藤真也，村島温子編．薬物治療コンサルテーション 妊娠と授乳．改訂 3 版．東京：南山堂，2020: 437-40.

■肝・胆道疾患治療薬

●肝疾患および胆道疾患で用いられる薬剤について概説する。

◆インターフェロン
◎概要

●B型慢性肝炎患者のうち，若年者や挙児希望者など，核酸アナログの長期投与を避けたい患者ではペグインターフェロン(PEG-IFN)が第1選択となる。

●核酸アナログ製剤と比較して，HBV-DNA増殖抑制率およびALT正常化率は低い一方，薬剤耐性がなく，治療期間は一定期間に限定される利点がある。

●C型慢性肝炎患者では，**直接作用型抗ウイルス薬(DAA)**によるIFNフリー療法が中心。

◎ペグインターフェロンアルファ-2a：ペガシス®

薬価：[皮下注] 90 µg 1 mL 1瓶　10,117円，180 µg 1 mL 1瓶　19,316円

妊婦・授乳：妊婦では有益性投与。授乳婦では授乳を回避

特徴

・主な副作用に発熱，関節痛，筋肉痛などのインフルエンザ様症状，白血球減少，貧血，血小板減少，脱毛，抑うつ，自殺企図，間質性肺炎，甲状腺機能異常(亢進および低下)，網膜症がある。

・小柴胡湯(ショウサイコトウ)の併用は禁忌。

[処方例]

□ 90〜180 µg皮下注を週1回，48週間

◆核酸アナログ製剤
◎概要

●逆転写酵素阻害薬。HBVのDNA複製を抑制し，肝炎を沈静化する。HBVの治療で使用。HBVでは単剤で使用する

のに対して，HIV では複数を組み合わせて使用。HIV 感染
合併例に単剤治療すると HIV の耐性化を招くため，HIV 感
染の合併を確認することが大切。

●服用により HBV-DNA は陰性化するが，肝細胞内の ccc DNA
（covalently closed circular DNA）は消失しない。**服用中止に
よる再燃の恐れがあるため，患者が自己判断で中断しない
よう治療開始前の説明が重要**。長期継続投与が原則。また
耐性変異が出現するリスクがあることも事前に説明する。

●核酸アナログ製剤の適応については，「**慢性肝炎**」の項お
よび日本肝臓学会の「**B 型肝炎治療ガイドライン**」参照。

● B 型肝炎に対する核酸アナログ製剤は，**薬剤耐性獲得リ
スクが少ないエンテカビル水和物(ETV)，テノホビルジソ
プロキシルフマル酸塩(TDF)，テノホビルアラフェナミド
フマル酸塩(TAF)が第 1 選択**になる。

◎ETV：バラクルード®

薬価：0.5 mg 1 錠　711.9 円（1 日 0.5 mg）

妊婦・授乳：妊娠の可能性のある女性には避妊を指導。授
乳婦には授乳を回避

特徴

・抗ウイルス効果が高く，耐性化率が低いため第 1 選択薬
となる。

・食事により吸収率が低下するため，空腹時（食後 2 時間
以降，かつ次の食事の 2 時間以上前）での服用が推奨さ
れる。

・腎排泄型のため，Ccr<50 mL/分の腎機能低下例では，
投与間隔を調整する。

［処方例］

□ 1 日 1 回 1 錠を空腹時

◎TDF：テノゼット®

薬価：300 mg 1 錠　822.2 円（1 日 300 mg）

妊婦・授乳：他の核酸アナログ製剤と比較して，胎児への

安全性が高いとされる。添付文書では有益性投与とあるが，挙児希望女性あるいは妊娠中に核酸アナログ製剤による治療を開始せざるをえない場合にはTDFを選択。授乳婦に関しては有益性投与

特徴
・ETV同様に抗ウイルス効果が高く，第1選択薬となる。
・**副作用に腎機能低下と骨密度低下があるため，腎機能と骨密度は定期的に評価する。**

[処方例]
□1日1回1錠

○TAF：ベムリディ®

薬価：25 mg 1錠　968.4円（1日25 mg）
妊婦・授乳：いずれも有益性投与

特徴
・TDFの改良薬で，同薬と比較して腎臓，骨への影響が少ない。そのため欧州肝臓学会では以下のような場合にTDFよりもETVまたはTAFを推奨している（J Hepatol. 2017; 67: 370-98. PMID: 28427875）。
□60歳以上
□ステロイド長期投与による骨密度低下
□脆弱性骨折の既往歴
□骨粗鬆症
□eGFR<60 mL/分/1.73 m²
□アルブミン尿>30 mg/日
□低リン血症（<2.5 mg/dL）
□血液透析患者
・Ccr≦15 mL/分の腎不全例を除き，腎機能低下例でも用量調節は不要。

[処方例]
□1日1回1錠

◆直接作用型抗ウイルス薬(DAA)

◎概要

●標的部位に応じて，大きく以下の 3 つに分けられる。

---
① NS3/4A プロテアーゼ阻害薬
② NS5A 阻害薬
③ NS5B ポリメラーゼ阻害薬

●DAA 単剤投与で容易に耐性ウイルスを生じるため，複数の DAA を用いた治療レジメンが主となる。

◎グレカプレビル水和物・ピブレンタスビル：マヴィレット®

薬価：配合錠(グレカプレビル 100 mg/ピブレンタスビル 40 mg) 1 錠　18,327.8 円(1 日 3 錠)

妊婦・授乳：妊娠中の投与は有益性投与，授乳婦では授乳を回避

特徴
・すべての遺伝子型に使用可能(パンジェノタイプ)。
・グレカプレビルは NS3/4A プロテアーゼ阻害薬，ピブレンタスビルは NS5A 阻害薬。
・**重度の腎障害患者で使用可能。**
・DAA 治療が失敗した場合でも使用可能。
・アトルバスタチンとの併用でアトルバスタチンの血中濃度が上昇する恐れがあるため同薬との併用は禁忌。その他のスタチンは併用注意。

[処方例]
□ 1 回 3 錠，1 日 1 回，遺伝子型 1 または 2 の C 型慢性肝炎に対しては 8 週間
それ以外の遺伝子型の C 型慢性肝炎，C 型代償性肝硬変，C 型慢性肝炎前治療歴がある場合には 12 週間

◎ソホスブビル：ソバルディ®

薬価：400 mg 1 錠　43,014.6 円（1 日 1 錠）

妊婦・授乳：リバビリンと併用するため妊婦には禁忌。授乳婦への投与には，授乳を回避

7

特徴

・NS5B ポリメラーゼ阻害薬

・重度の腎障害（eGFR＜30 mL/分/1.73 m²），透析患者では禁忌。

・遺伝子型 2 の C 型慢性肝炎または C 型代償性肝硬変に対して，リバビリンと併用。

・アミオダロンとの併用で重篤な心拍低下をきたす。

[処方例]

□ソバルディ® 400 mg 錠 1 回 1 錠 1 日 1 回食後
　＋リバビリン（レベトール®）200 mg カプセル，1 日 3〜5 カプセルを分 2 食後（体重に応じて調整）

◎レジパスビル・ソホスブビル：ハーボニー®

薬価：配合錠（レジパスビル 90 mg/ソホスブビル 400 mg）
　　　 1 錠　55,491.7 円（1 日 1 錠）

妊婦・授乳：いずれも有益性投与

特徴

・レジパスビルは NS5A 阻害薬，ソホスブビルは NS5B ポリメラーゼ阻害薬

・遺伝子型 1 または 2 の C 型慢性肝炎または C 型代償性肝硬変に使用。

・重度の腎障害では投与禁忌。

[処方例]

□遺伝子型 1 または 2 の C 型慢性肝炎または C 型代償性肝硬変：1 日 1 回 1 錠，12 週間

◎エルバスビル：エレルサ® / グラゾプレビル水和物：グラジナ®

薬価：エレルサ® 50 mg 1 錠　24,320.9 円/グラジナ® 50 mg
　　　1 錠　8,715.3 円(1 日 エレルサ® 1 錠＋グラジナ® 2 錠)

妊婦・授乳：いずれも有益性投与

特徴

- エルバスビルは NS5A 阻害薬，グラゾプレビルは NS3/4A プロテアーゼ阻害薬。
- 重度の腎障害，透析患者に使用可能。
- 遺伝子型 1 の C 型慢性肝炎または C 型代償性肝硬変に使用。

[処方例]

□エレルサ® 50 mg 錠 1 日 1 回 1 錠＋グラジナ® 50 mg 錠 1 日 1 回 2 錠を 12 週間

◆利胆薬
◎ウルソデオキシコール酸：ウルソ®

薬価：50 mg 1 錠　9 円，100 mg 1 錠　10.1 円(1 日 150
　　　～900 mg)

妊婦・授乳：妊婦には投与しないことが望ましい。授乳中
　　　は投与可能

特徴

- 肝細胞からの胆汁酸分泌を促進し，胆汁量を増加させる利胆作用がある。また胆石溶解作用，脂肪吸収促進作用，コレステロールの腸管吸収抑制作用などをもつ。
- 原発性胆汁性胆管炎(PBC)，C 型慢性肝炎，慢性肝疾患における肝機能の改善を目的に投与。ただし本剤が第 1 選択になるのは PBC のみ。
- 胆嚢収縮能が保たれた有症状のコレステロール結石かつ胆嚢癌と総胆管結石が除外された症例で，ウルソデオキシコール酸による溶解療法が施行されることがある。適応症例は限定される。

[処方例]

□ PBC，C 型慢性肝炎における肝機能の改善目的：1 回 200 mg，1 日 3 回（900 mg/日まで増量可）

□ 胆石溶解療法：1 回 200 mg，1 日 3 回

□ 胆道系疾患および胆汁うっ滞を伴う肝疾患，慢性肝疾患における肝機能の改善目的：1 回 50 mg，1 日 3 回

◆その他

◎分岐鎖アミノ酸（BCAA）製剤：リーバクト®/アミノレバン®

薬価：リーバクト® 配合顆粒　4.15 g 1 包　142.8 円（1 日 3 包）/アミノレバン®EN 配合散　10 g 82.4 円（1 日 150 g）

妊婦・授乳：妊娠 3 カ月以内または挙児希望女性に投与する場合は用法・用量に留意し，アミノレバン®EN によるビタミン A の投与は 5,000 IU/日未満にとどめる（1 包（50 g）中ビタミン A を 466 IU 含有））

リーバクト®：いずれも有益性投与

特徴

・肝硬変患者に対する BCAA 製剤の投与は低アルブミン血症，脳症，そして QOL の改善に有用。

・食事摂取が良好な患者では，経口 BCAA 製剤（リーバクト®）を用いる。食事摂取が不良な患者では，BCAA に糖質，脂質，ビタミン，ミネラルを加えた肝不全用経口栄養剤（アミノレバン®EN）を投与する。

[処方例]

□ 食事摂取が良好な場合：リーバクト®，1 回 1 包，1 日 3 回食後

□ 食事摂取が不良の場合：アミノレバン® EN 1 包 50 g を約 180 mL の水，温湯（約 50℃）に溶かして摂取（約 200 kcal/200 mL となる）。1 日 3 回

リファキシミン：リフキシマ®

薬価：200 mg 1 錠　204.8 円（1 日 6 錠）
妊婦・授乳：いずれも有益性投与

特徴
・難吸収性抗菌薬で，腸管内のアンモニア産生菌（クロストリジウム，バクテロイデスなど）に作用することで血中アンモニアを低下。
・反復性の肝性脳症において，ラクツロースの効果が不十分あるいはラクツロースの継続が難しいときに適する。

[処方例]
□ 1 回 2 錠，1 日 3 回毎食後

ナルフラフィン塩酸塩：レミッチ®

薬価：2.5 μg 1 カプセル　914.7 円（1 日 1〜2 カプセル）
妊婦・授乳：妊婦には投与しない。授乳婦には有益性投与

特徴
・選択的オピオイド κ 受容体作動薬。慢性肝疾患患者の瘙痒症に対して，既存治療で効果が不十分な場合に使用。

[処方例]
□ 1 日 1 回 1 カプセル，就寝前

■文献

1. European Association for the Study of the Liver. EASL 2017 Clinical Practice Guidelines on the management of hepatitis B virus infection. J Hepatol. 2017; 67: 370-98. PMID: 28427875
2. 日本肝臓学会 肝炎診療ガイドライン作成委員会編．B 型肝炎治療ガイドライン（第 3.4 版）．東京：日本肝臓学会，2020《https://www.jsh.or.jp/lib/files/medical/guidelines/jsh_guidlines/B_v3.4.pdf》（2021 年 5 月閲覧）．

■膵疾患治療薬

◆蛋白分解酵素阻害薬

◎概要

● トリプシンをはじめとする膵臓が分泌する消化酵素を阻害する。それ以外にトロンビンや血液凝固因子の酵素活性を阻害し，播種性血管内凝固症候群（DIC）に用いられる。

● ただし，本邦の「急性膵炎診療ガイドライン2015 第4版」では，急性膵炎に対する蛋白分解酵素阻害薬の経静脈投与による生命予後や合併症発生に対する明らかな改善効果は証明されていない，と結論付けている。

● ガベキサートメシル酸塩とナファモスタットメシル酸塩は半減期が1分以内と短く，持続投与が必要。

◎ガベキサートメシル酸塩：エフオーワイ®

薬価：注 100 mg 1瓶 263円，500 mg 1瓶 1,113円（急性膵炎には1日 100〜600 mg，DIC には1日 20〜39 mg/kg）

妊婦・授乳：妊婦には大量投与（100 mg/kg/日）を回避。授乳中については情報なし

特徴

・薬剤が血管外に漏れると，注射部位に潰瘍・壊死を起こすことがあるため注意が必要。特に DIC で用いる高用量で起こしやすいため，高用量投与には中心静脈路からの投与を考慮する。

・他の注射薬と配合すると混濁などの配合変化を起こすことがあるため，他の薬剤との混注は避ける。

・副作用に高カリウム血症がある。

[処方例]

急性膵炎：

□ 100 mg をブドウ糖液またはリンゲル液 500 mL に溶解し1時間以上かけて点滴静注。初期投与量1日 100〜300 mg。症状によっては同日中に 100〜300 mg を追加可能

◎ナファモスタットメシル酸塩：フサン®

薬価：注 10 mg 1 瓶 422 円，50 mg 1 瓶 909 円（急性膵炎に対して 1 日 10〜20 mg）

妊婦・授乳：妊婦には有益性投与。投与中は授乳を回避

特徴
- エフオーワイ®同様に膵炎の急性症状の改善，DIC に加えて，出血性病変または出血傾向がある患者における血液体外循環時での灌流血液の凝固防止に用いられる。
- 高カリウム血症または低ナトリウム血症が現れうる。

[処方例]
急性膵炎：
□ 1 回 10 mg を 5％ブドウ糖液 500 mL に溶解し，約 2 時間かけて点滴静注。1 日 1〜2 回点滴静注。症状に応じて適宜増減

◎ウリナスタチン：ミラクリッド®

薬価：注射液 5 万単位 1 mL 1 管 989 円，10 万単位 2 mL 1 管 1,790 円

妊婦・授乳：妊婦には有益性投与。授乳婦に投与する場合には授乳を回避

特徴
- 急性膵炎，慢性再発性膵炎の急性増悪期，急性循環不全に適応がある。

[処方例]
急性膵炎：
□ 1 回 2.5 万〜5 万単位を輸液 500 mL に溶解し，1 回あたり 1〜2 時間かけて 1 日 1〜3 回点滴静注

◎カモスタットメシル酸塩：フオイパン®

薬価：100 mg 1 錠 20.2 円（慢性膵炎に対して 1 日 600 mg，術後逆流性食道炎に対して 1 日 300 mg）

　　妊婦・授乳：妊婦には有益性投与，大量投与を回避。授乳
　　　　　　　　中については情報なし

特徴
・蛋白分解酵素阻害薬の経口薬。
・慢性膵炎における急性症状の寛解と術後逆流性食道炎に
　適応がある。
・高カリウム血症が現れうるため電解質の確認が必要。

[処方例]
慢性膵炎の急性症状の緩和：
□ 1回2錠，1日3回毎食後
術後逆流性食道炎：
□ 1回1錠，1日3回毎食後

◆膵酵素補充薬
◎概要
●非代償性の慢性膵炎における膵外分泌機能不全に対して，
膵消化酵素の補充を目的に投与される。

◎パンクレリパーゼ：リパクレオン®
　薬価：150 mg 1 カプセル　32.4 円（1 日 1,800 mg）
　妊婦・授乳：妊婦には有益性投与。授乳中については情報
　　　　　　　なし

特徴
・口腔粘膜や皮膚に対する刺激性があるため，口内や口の
　周辺に残らないようにする。
・海外では高用量のパンクレアチン製剤を服用している膵
　嚢胞線維症患者で，回盲部および大腸の狭窄（線維化性
　結腸疾患）が報告されている。特に膵嚢胞線維症による
　膵外分泌機能不全患者に対し，高用量を投与（パンクレ
　リパーゼとして 150 mg/kg/日を超えて投与）する場合
　は注意する（添付文書）。

[処方例]
□ 1 回 4 カプセル，1 日 3 回毎食直後

■文献

1. 急性膵炎診療ガイドライン 2015 改訂出版委員会編．日本腹部救急医学会・厚生労働科学研究費補助金 難治性膵疾患に関する調査研究班・日本肝胆膵外科学会・日本膵臓学会・日本医学放射線学会．急性膵炎診療ガイドライン 2015 第 4 版．東京：金原出版，2015.

■抗癌剤

● 消化器領域で用いられる代表的な抗癌剤を概説する。適応については消化器領域に限り主なものを記載。妊婦, 授乳婦への投与は推奨されないため, 個別の記載は省いた。レジメンの詳細は成書を参照されたい。

◆ピリミジン拮抗薬
◎フルオロウラシル：5-FU

薬価：50 mg 1 錠　135.2 円, 100 mg 1 錠　239 円, 注
　　　250 mg 1 瓶　276 円, 1,000 mg 1 瓶　1,008 円

特徴
- 高濃度で RNA の機能障害をきたし, 比較的低濃度では DNA の合成阻害を起こすことで抗腫瘍効果を発揮すると考えられる。低濃度投与には長時間の曝露が必要。
- 経口薬および注射薬がある。
- 胃癌, 肝癌, 結腸・直腸癌, 膵癌に適応がある。食道癌では他の抗悪性腫瘍薬または放射線療法との併用が必要。
- 相互作用にフェニトインの血中濃度上昇による中毒, ワルファリンの作用増強がある。
- **副作用：食欲低下, 下痢, 悪心・嘔吐, 全身倦怠感。単回高濃度投与では骨髄抑制, 下痢, 口内炎の頻度が高い。**

[レジメン例]
- **食道癌**：FP(5-FU＋CDDP(シスプラチン))療法(遠隔転移を有する症例や再発例, 術前化学療法, 術後化学療法), FP＋放射線療法(cStage II, IIIの根治的化学放射線療法)
- **結腸・直腸癌**：5-FU＋ℓ-LV 療法(Stage III 大腸癌の術後補助化学療法。オキサリプラチン使用が適切でないときの選択肢)
- **膵癌**：FOLFIRINOX(L-OHP＋CPT-11＋5-FU＋ℓ-LV)療法(切除不能膵癌)

◎カペシタビン：ゼローダ®

薬価：300 mg 1 錠　223.3 円

特徴

- 5-FU のプロドラッグ。体内で段階的に 5-FU に変換され，全身への 5-FU の曝露を少なくし，腫瘍細胞内に選択的に高用量が供給され集中的に作用。
- 結腸・直腸癌，胃癌に適応がある。
- **副作用：5-FU でみられる下痢，骨髄抑制に加えて，カペシタビンに特徴的な手足症候群。**手足症候群は，手掌および足底に湿性落屑，皮膚潰瘍，水疱，疼痛，知覚不全，有痛性紅斑，腫脹がみられる。重症では日常生活が遂行できない。

[レジメン例]

- **結腸・直腸癌**：カペシタビン単独（術後補助化学療法）
- **胃癌**：切除不能進行・再発胃癌の一次治療。
  HER2 陰性：カペシタビン＋CDDP
  HER2 陽性：カペシタビン＋CDDP＋トラスツズマブ

◎S-1（テガフール・ギメラシル・オテラシルカリウム）：ティーエスワン®

薬価：配合カプセル 20 mg 1 カプセル　444.8 円

特徴

- 胃癌，結腸・直腸癌，膵癌，胆道癌に適応がある。
- テガフール(FT) は 5-FU のプロドラッグで，体内で 5-FU に変換され抗腫瘍効果を示す。ギメラシル(CDHP)とオテラシル(Oxo)は，FT の効果を修飾するモジュレーターとして配合されている。
- CDHP：5-FU の代謝酵素である肝臓・腫瘍内の DPD（ジヒドロピリミジン脱水素酵素）活性を阻害することで，血中および腫瘍内 5-FU を高濃度で維持し抗腫瘍効果を増強する。

- Oxo：腸管に選択的に分布し，5-FU のリン酸化に関与する酵素を阻害することで腸管における毒性を軽減させる。
- 本剤投与中止後，他のフッ化ピリミジン系抗悪性腫瘍剤あるいは抗真菌剤フルシトシンの投与を行う場合，7 日以上の間隔をあけること。他のフッ化ピリミジン系抗悪性腫瘍剤あるいは抗真菌剤フルシトシン投与中止後に本剤を投与する場合にはこれらの薬剤の影響を考慮し，適切な間隔をあけてから本剤の投与開始(添付文書)。
- **副作用：CDHP が腎排泄であるため，腎障害の患者では血中 5-FU 濃度が上昇して，強く出る。**そのため腎障害では減量する。

[レジメン例]
- **胃癌**：S-1＋CDDP 療法(HER2 陰性胃癌の切除不能または再発症例に対する一次治療)

ゲムシタビン塩酸塩(GEM)：ジェムザール®
薬価：注 1 g 1 瓶　7,179 円

特徴
- 他のピリミジン拮抗薬と同様に腫瘍細胞の DNA に取り込まれ，DNA 合成を阻害しアポトーシスを誘発。細胞周期にかかわりなく作用する。
- 膵癌，胆道癌に適応がある。
- 軽度催吐性リスク。
- **副作用：主に骨髄抑制，悪心，食欲不振。**1％程度に間質性肺炎を起こすため，定期的に胸部 X 線検査を行って呼吸器症状を確認する。

[レジメン例]
- **胆道癌**：GC(GEM＋CDDP)療法(切除不能胆道癌)
- **膵癌**：GEM 単独，GEM＋nab-パクリタキセル療法(切除不能膵癌)

◆白金製剤
◎シスプラチン(CDDP)：ランダ゛
薬価：注 50 mg 100 mL 1 瓶　7,104 円

特徴

・腫瘍細胞の二本鎖 DNA に結合して，架橋を形成することで DNA の複製阻害と，癌細胞のアポトーシスを誘導する。
・食道癌，胃癌，胆道癌に適応がある。
・高度催吐性リスク(催吐頻度＞90%)。悪心・嘔吐はほぼ全例に起こり，投与後数日間持続することが多い。
・腎機能障害は用量依存性に発現する。腎機能障害を軽減するため，本剤の投与前と投与後に十分な輸液を行い，尿量の確保が大切。
・高音域の聴力低下，難聴，耳鳴が出現しうる。1 日投与量では 80 mg/m^2 以上で，総投与量で 300 mg/m^2 を超えるとその傾向は顕著となる。
・本剤の点滴静注には，クロールイオン濃度が低い輸液を用いる場合，活性が低下するので必ず生理食塩液と混和する。また本剤を点滴静注する際，アミノ酸輸液，乳酸ナトリウムを含有する輸液を用いると分解が起こるため避ける(添付文書)。

[レジメン例]

・食道癌：FP(5-FU＋CDDP)療法
・胃癌：S-1＋CDDP 療法(HER2 陰性胃癌の切除不能または再発症例に対する一次治療)
・胆道癌：GC(GEM＋CDDP)療法(切除不能胆道癌)

◎オキサリプラチン(L-OHP)：エルプラット゛
薬価：点滴静注 100 mg 20 mL 1 瓶　33,890 円

特徴

・シスプラチンと同様に二本鎖 DNA に結合し架橋構造を形成することで，腫瘍細胞のアポトーシスを誘導。

・切除不能進行・再発の結腸・直腸癌，結腸癌における術後補助化学療法，また切除不能な膵癌，胃癌に対して使用。
・手，足や口唇周囲部などの感覚異常または知覚不全（末梢神経症状）が，本剤の投与直後からほぼ全例に出現。咽頭喉頭の絞扼感（咽頭喉頭感覚異常）も出現しうる。特に低温または冷たいものへの曝露で誘発・悪化するため，低温時には皮膚を露出しない，冷たい飲料や氷の使用を避けるよう指導（添付文書）。末梢神経障害は総投与量に依存する。
・中等度催吐性リスク（催吐頻度 30〜90％）。

[レジメン例]
・**大腸癌**：FOLFOX（ℓ-LV＋5-FU＋L-OHP）療法，FOLFOXIRI（ℓ-LV＋5-FU＋L-OHP＋CPT-11）療法（進行・再発結腸・直腸癌，結腸癌における術後補助化学療法）
・**胃癌**：SOX（S-1＋L-OHP）療法（切除不能進行・再発胃癌）
・**膵癌**：FOLFIRINOX 療法（ℓ-LV＋5-FU＋L-OHP＋CPT-11）（切除不能膵癌）

◆トポイソメラーゼ阻害薬
◎イリノテカン塩酸塩水和物（CPT-11）：トポテシン®/カンプト®

薬価：トポテシン®点滴静注 100 mg 5 mL 1 瓶　5,966 円/カンプト®点滴静注 100 mg 5 mL 1 瓶　5,469 円

特徴
・トポイソメラーゼ I 阻害薬。
・中等度催吐性リスク。
・細胞増殖には DNA の複製が必要で，その際に DNA のらせん構造のねじれやひずみを一度解消しなければならない。細胞核にある DNA トポイソメラーゼは，DNA のねじれやひずみを是正する酵素であり，CPT-11 はこの酵素の働きを阻害することで，細胞増殖を抑え，腫瘍細胞のアポトーシスを誘導する。CPT-11 は細胞周期 S 期に特異的に作用する。

- **副作用**：主に骨髄抑制と下痢。早発性下痢はコリン作動性と考えられ，抗コリン薬を投与する。遅発性下痢はイリノテカンの活性代謝物（SN-38）が腸管に蓄積して腸管粘膜傷害を起こすためと考えられ，ロペラミドを投与。
- 胃癌，結腸・直腸癌に適応がある。

[レジメン例]
- **胃癌**：CPT-11単独（切除不能進行・再発胃癌の三次治療）
- **大腸癌**：FOLFIRI（ℓ-LV＋5-FU＋CPT-11）±ベバシズマブ（切除不能進行・再発大腸癌）

◆微小管阻害薬
◎nab-パクリタキセル（nab-PTX）：アブラキサン®
薬価：点滴静注100 mg 1瓶　48,899円

特徴
- nab-パクリタキセルは，パクリタキセルをヒトアルブミンで封入したナノ粒子製剤。パクリタキセルは水に溶けにくく，溶媒にポリオキシエチレンヒマシ油を使用し，これに対する過敏症がみられた。また添加物に無水エタノールを含有しており，アルコール過敏患者では使えないという短所があった。本剤では重篤なアレルギー反応はほとんど起こらず，アルコール過敏患者でも使用可能。
- 細胞分裂で重要な役割を果たす微小管の蛋白重合を促進し，微小管の安定化・過剰形成を引き起こすことで，細胞分裂を分裂期中期で停止させ，アポトーシスを誘導し抗腫瘍効果をあらわす。
- **副作用**：骨髄抑制，末梢神経障害。

[レジメン例]
- **膵癌**：GEM＋nab-PTX療法（切除不能膵癌）
- **胃癌**：ラムシルマブ＋weekly nab-PTX療法（切除不能進行・再発胃癌の二次治療）

◆分子標的治療薬
●ソラフェニブトシル酸塩：ネクサバール®
薬価：200 mg 1 錠　4,763.7 円

特徴
- ソラフェニブは経口マルチキナーゼ阻害薬で，Raf のセリン・スレオニンキナーゼ活性を阻害し腫瘍増殖を抑制するとともに，VEGFR-1〜3，PDGFR-β，RET などのチロシンキナーゼ活性を阻害することで血管新生を阻害し抗腫瘍効果を発揮。
- 切除不能肝細胞癌に適応がある。
- **副作用：手足症候群，高血圧，肝機能障害，急性肺障害・間質性肺炎。**
- 高脂肪食摂取時は，食前 1 時間〜食後 2 時間を避けて服用する（AUC（血中濃度曲線下面積）低下のため）。

[レジメン例]
- **肝細胞癌：ソラフェニブ単独**（切除不能肝細胞癌で肝予備能が良好な症例）

●レンバチニブメシル酸塩：レンビマ®
薬価：4 mg 1 カプセル　4,029.7 円

特徴
- VEGFR-1〜3，FGFR-1〜4，PDGFR-α，KIT，RET などの腫瘍血管新生や腫瘍悪性化に関与する受容体型チロシンキナーゼを選択的に阻害し，抗腫瘍効果をあらわす。
- 切除不能肝細胞癌に適応がある。
- **副作用：高血圧，肝障害，蛋白尿，手足症候群，動脈血栓塞栓症，静脈血栓塞栓症，消化管穿孔，創傷治癒遅延。**

[レジメン例]
- **肝細胞癌**（切除不能肝細胞癌）：
  □体重 60 kg 以上：4 mg 1 カプセル，1 日 1 回 3 カプセル（1 日 12 mg）

9

□体重 60 kg 未満：4 mg 1 カプセル，1 日 1 回 2 カプセル（1 日 8 mg）
　（副作用がみられたら適宜減量）

■その他の消化器治療薬

◆5-アミノサリチル酸(5-ASA)製剤
◎概要

●潰瘍性大腸炎(UC)の第1選択薬。

● 5-ASA製剤のうちメサラジンは，小腸型 Crohn 病に保険適応はあるものの有効性を示すエビデンスに乏しい。

● 5-ASA経口薬に注腸または坐薬を併用することで寛解導入率を高めうる。

●潰瘍性大腸炎治療で 5-ASA 製剤投与による症状コントロールが不十分な場合には，まず 5-ASA 製剤を最大量投与する。また1回投与量が多いほうが大腸の病変部位でのメサラジン濃度を上げて寛解導入・寛解維持効果が高いため，少量分割は可能な限り避ける。

●メサラジンが腸粘膜に直接作用し抗炎症作用を示すため，炎症部位でのメサラジン濃度を上げることが大切。

●**副作用として 5-ASA 製剤に対するアレルギーによる下痢が生じうる。**本剤を開始した直後から下痢の悪化を認める場合にはアレルギーの可能性も考える。

◎サラゾスルファピリジン：サラゾピリン®

薬価：500 mg 1錠　14.9円(1日2〜4 g)

妊婦・授乳：

・添付文書に「妊娠中は投与しないことが望ましい」と記載あり。欧州のガイドライン(J Crohns Colitis. 2015; 9: 107-24. PMID: 25602023)およびカナダのガイドライン(Gastroenterology. 2016; 150: 734-57. PMID: 26688268)では，5-ASA製剤を服用中の妊婦は，妊娠の間も継続することを推奨。**疾患活動性が母体および胎児に及ぼす影響が大きいため中断は望ましくない。**

・サラゾピリン®には抗葉酸活性があり，神経管閉鎖障害のリスクを伴うため，妊娠前から妊娠 11 週まで1日4〜5 mg の葉酸投与が望ましいとされる(産婦人科診療ガイドライン―産科編 2020)。

・添付文書では，授乳中の投与では授乳を中止することとあるが，本邦ガイドラインでは授乳中の投与は問題ないとある（炎症性腸疾患（IBD）診療ガイドライン 2020 改訂第 2 版）。

特徴
・メサラジンとスルファピリジンをアゾ結合させたもの。メサラジンが有効成分。腸内細菌が産生する酵素により，アゾ結合が切断されて大腸でメサラジンが生成される。大腸病変に対して有効。
・潰瘍性大腸炎と大腸 Crohn 病に効果を示す。
・**男性では精子減少症の副作用がある。**

[処方例]
□ 1回1～2錠，1日4回

◎メサラジン：ペンタサ®／アサコール®／リアルダ®

薬価：ペンタサ®錠 250 mg 1 錠　37.1 円，500 mg 1 錠　68.6 円（UC で 1 日 1,500～4,000 mg，Crohn 病で 1 日 1,500～3,000 mg）／アサコール®錠　400 mg 1 錠　58.3 円（1 日 2,400～3,600 mg）／リアルダ®錠 1,200 mg 1 錠　184.1 円（1 日 2,400～4,800 mg）

妊婦・授乳：「サラゾピリン®」の記載参照

特徴
・上記サラゾスルファピリジンの副作用の原因となるスルファピリジンを除いてあるため，サラゾピリン®不耐の患者にも使用可能。サラゾスルファピリジンに代わり，炎症性腸疾患（IBD）の治療で広く用いられる。
・腸に作用して炎症を抑える効果をもつ。
・製剤により作用部位が異なる。
・ペンタサ®は，メサラジンをエチルセルロースでコーティングした時間依存性放出調節製剤で，小腸から大腸までの全域でメサラジンが放出され，潰瘍性大腸炎と Crohn 病に適応がある。ただし小腸型 Crohn 病に対しての効果は限定的。

- アサコール®は pH 依存性放出調節製剤で，pH が 7 以上となる回腸末端以遠でメサラジンが放出される。潰瘍性大腸炎のみに適応がある。
- リアルダ®も大腸に入ってからメサラジンが放出される。さらに剤型の工夫によりメサラジンが緩やかに放出されるため，大腸全体に薬剤が及ぶ。もう 1 つの特徴は 1 日 1 回の投与でよいこと。
- 経口薬に加えて，坐薬，注腸薬がある。

[処方例]
潰瘍性大腸炎の寛解導入：
□ペンタサ® 500 mg 錠 1 回 4 錠，1 日 2 回
または アサコール® 400 mg 錠 1 回 3 錠，1 日 3 回
または リアルダ® 1,200 mg 錠 1 回 4 錠，1 日 1 回

◆ステロイド薬
◎概要
●潰瘍性大腸炎および Crohn 病の寛解導入に用いる。寛解維持効果はない。
●**易感染性，骨粗鬆症，副腎機能低下などの全身性副作用が問題となる。**
●経口ステロイド以外に，重症時に用いる注射薬，遠位大腸の病変に用いる坐薬および注腸薬がある。
●ステロイド薬のうち，ブデソニドは，吸収後に肝臓での初回通過効果から速やかに代謝されるため，全身性副作用が少ない。

◎ブデソニド：ゼンタコート®
薬価：3 mg 1 カプセル　233.1 円（1 日 9 mg）
妊婦・授乳：いずれも有益性投与

特徴
- Crohn 病の寛解導入に用いる。
- 他のステロイド薬と同様に，寛解維持には用いない。

[処方例]
□ 1日1回3カプセル朝食後。効果を確認しながら漸減

◎ブデソニド：レクタブル®

薬価：2 mg注腸フォーム（14回）　1瓶6,252円（1日2プッシュ，4 mg）

妊婦・授乳：妊婦には有益性投与。授乳婦では投与中の授乳を回避

特徴

- ゼンタコート®と同様に，ステロイドの全身性副作用は少ないが，使用は数カ月程度にとどめる。中止する際には徐々に減量する。
- 泡沫状であるため，従来の液体の注腸薬と比較して肛門から漏れにくく，直腸からS状結腸にかけて腸管内での薬液の保持性が高い。

[処方例]
□ 1回1プッシュ，1日2回
　8週間をめどに効果判定。中止の際は漸減

◆免疫調節薬

◎概要

- アザチオプリン（AZA）と6-メルカプトプリン（6-MP）がある。**潰瘍性大腸炎およびCrohn病に保険適応があるのはAZAのみ。**
- AZAは6-MPに代謝され，さらに代謝された6-チオグアニンヌクレオチド（6-TGN）がDNAやRNA合成を阻害することで，主にリンパ球系に作用して免疫抑制効果をあらわす。
- チオプリン製剤は，ステロイド依存例でステロイドの漸減中止と寛解維持に有効。
- 効果発現までに1～3カ月を要する。
- 白血球数 3,000～5,000/μL 前後，平均赤血球容積（MCV）

100 fL 以上を目安に用量を調節。

● 5-ASA 製剤やアロプリノールとの併用で，チオプリン製剤の効果が過剰になる可能性があるので注意する。

● NUDT15 遺伝子多型がチオプリン製剤による白血球減少症との関連を指摘されている（「潰瘍性大腸炎」の項参照）。

● 用量非依存性副作用には，発熱，発疹，関節痛，筋肉痛，膵炎，消化器症状などがある。

● 用量依存性副作用には，悪心・嘔吐，骨髄抑制，易感染性，脱毛，肝障害などがある。減量で対応できることがある。

◎アザチオプリン：イムラン®

薬価：50 mg 1 錠　109.1 円（1 日 50～100 mg）

妊婦・授乳：妊婦では有益性投与。IBD の妊婦へのチオプリン製剤投与で，臨床的に有意な低体重出産や催奇形性は認めていない（Inflamm Bowel Dis. 2013: 19: 15-22. PMID: 22434610）。チオプリン製剤投与中の女性での妊娠が判明したら，投与の必要性を判断し，継続が望ましい場合には薬のリスクを妊婦に説明したうえで同薬を継続

・添付文書では授乳回避とあるが，チオプリン製剤を服用中の母親から授乳された児の感染症リスクは増加しないと報告あり（J Crohns Colitis. 2011; 5: 95-100. PMID: 21453877）

特徴
・IBD（炎症性腸疾患）のステロイド依存例で，ステロイドの漸減中止と寛解維持を可能にする。

［処方例］
□ 1 日 1 回 0.5 錠を初期投与量とし，副作用の有無，白血球数，MCV 値を目安にして用量を調節。投与開始時は，頻回に白血球数をモニターする。

◎6-MP：ロイケリン®

薬価：散 10％ 1 g　104.7 円（1 日 30 mg，保険適応なし）

妊婦・授乳：「イムラン®」の記載参照

特徴

・潰瘍性大腸炎(UC)および Crohn 病への投与は保険適応
　外であるが，AZA と異なり散剤で微量調節が可能であり，
　投与開始前の白血球数が低値である場合などに使いやす
　い。

[処方例]

□ 1 回 15〜30 mg 1 日 1 回を初期投与量とし，用量を調
　節

10

◆TNF-α 抗体製剤

◎概要

● TNF-α に対するモノクローナル抗体。

●インフリキシマブはマウス由来のアミノ酸配列を 25％有
　するキメラ型抗体。

●アダリムマブ，ゴリムマブは完全ヒト型抗体。

●既存治療に抵抗性の中等症から重症の潰瘍性大腸炎，
　Crohn 病に適応がある(ゴリムマブは UC のみに適応)。

●重篤な感染症，活動性結核，脱髄疾患，うっ血性心不全を
　有する患者には禁忌。

●結核の有無に関しては，ツベルクリン反応，胸部 X 線検査，
　必要に応じてインターフェロンγ遊離試験を行い確認す
　る。

● B 型肝炎の再活性化のリスクがあるため，HBs 抗原に加
　えて，HBs 抗体，HBc 抗体を測定する。

◎インフリキシマブ：レミケード®

　薬価：点滴静注 100 mg 1 瓶　70,597 円(通常 5 mg/kg)

　妊婦・授乳：いずれも有益性投与

特徴

・キメラ型抗体であるため，投与時反応に注意する。

[処方例]
□ 5 mg/kg を 1 回点滴静注，初回投与後，2 週，6 週に同量投与。その後 8 週ごとに同量投与

◎アダリムマブ：ヒュミラ®

薬価：皮下注（ペン）80 mg 0.8 mL 1 キット　117,390 円
妊婦・授乳：いずれも有益性投与

特徴
・完全ヒト型 TNF-α 抗体。
・自己注射可能。

[処方例]
□初回 160 mg，初回投与 2 週後に 80 mg，初回投与 4 週目以降は 2 週ごとに 40 mg を皮下注

◎ゴリムマブ：シンポニー®

薬価：皮下注（オートインジェクター）50 mg 0.5 mL 1 キット　116,062 円
妊婦・授乳：いずれも有益性投与

特徴
・完全ヒト型 TNF-α 抗体。
・自己注射可能。
・潰瘍性大腸炎に保険適応がある。

[処方例]
□初回 200 mg，初回投与 2 週後に 100 mg，初回投与 6 週目以降は 4 週ごとに 100 mg を皮下注

◆鎮痙薬
◎概要
●抗コリン作用により，消化管運動の亢進あるいは胃腸の痙攣に伴う症状を緩和する。

●消化管造影検査および内視鏡検査時に蠕動を抑制する目的
　で使用しうる。
●抗コリン作用のため，閉塞隅角緑内障，前立腺肥大症によ
　る排尿障害，出血性大腸炎，重篤な心疾患，麻痺性イレウ
　スでは禁忌。

◎ブチルスコポラミン臭化物：ブスコパン®

薬価：10 mg 1錠　6.1円(1回1～2錠，1日3～5回)，
　　　　 注2％1 mL 1管　59円(1回10～20 mg)

妊婦・授乳：妊娠中は有益性投与。授乳中については情報
　　　　　　　 なし

特徴
・経口薬と注射薬がある。

[処方例]
□ 10 mg 錠1回1錠，腹痛時頓用1日5回まで

◎メペンゾラート臭化物：トランコロン®

薬価：7.5 mg 1錠　5.7円(1日6錠)

妊婦・授乳：妊婦では有益性投与。メペンゾラート臭化物
　　　　　　　 にフェノバルビタールを配合したトランコロン®P
　　　　　　　 配合錠は妊娠中には投与しないことが望ましい

特徴
・過敏性腸症候群に適応がある。

[処方例]
□ 7.5 mg 錠1回2錠，1日3回毎食後

■文献

1. van der Woude CJ, Ardizzone S, Bengtson MB, et al. The second European evidence-based consensus on reproduction and pregnancy in inflammatory bowel disease. J Crohns Colitis. 2015; 9: 107-24. PMID: 25602023

2. Nguyen GC, Seow CH, Maxwell C, et al. The Tronto consensus statement for the management of inflammatory bowel disease in pregnancy. Gastroenterology. 2016; 150: 734-57. PMID: 26688268

3. 日本産科婦人科学会・日本産婦人科医会編集・監修. 産婦人科診療ガイドライン―産科編 2020. 東京：日本産科婦人科学会, 2020.

4. 日本消化器病学会編, 炎症性腸疾患(IBD)診療ガイドライン 2020 改訂第 2 版. 東京：南江堂, 2020.

5. Akbari M, Shah S, Velayos FS, et al. Systematic review and meta-analysis on the effects of thiopurines on birth outcomes from female and male patients with inflammatory bowel disease. Inflamm Bowel Dis. 2013; 19: 15-22. PMID: 22434610

6. Angelberger S, Reinisch W, Messerschmidt A, et al. Long-term follow-up of babies exposed to azathioprine in utero and via breastfeeding. J Crohns Colitis. 2011; 5: 95-100. PMID: 21453877

10

■検査・手技

◆上部消化管内視鏡検査(EGD)

◎概要

- 食道，胃，十二指腸の粘膜面を直接観察できる。必要に応じて，組織の採取や止血処置ができる。
- 挿入ルートは経鼻と経口。前者は後者に比較して咽頭反射が出にくい。咽頭麻酔のみで経口的挿入を行う場合，しばしば苦痛を伴うため，苦痛の軽減目的で鎮静剤を用いることがある。
- 粘膜面の観察は，通常の白色光に加えて，NBI や FICE などの画像強調観察内視鏡(IEE)，色素散布(インジゴカルミン，ルゴール)，拡大観察を併用することで，より詳細な観察が可能。

◎適応

- 上部消化管疾患が疑われる場合のほとんどが適応となる。具体的には，良性疾患が疑われて適切に治療したにもかかわらず症状が持続する場合や，警告徴候(体重減少，吐下血，嚥下困難など)があって器質的疾患が疑われる場合など。
- 消化管穿孔あるいは穿孔が疑われるときや腸閉塞では原則として禁忌。重篤な心疾患，呼吸器疾患を有するなど全身状態が不良ならば，検査を行う有益性が検査による危険性を上回る場合にのみ適応。

◎注意点

- 鎮静剤を使用する際には，術前に併存疾患，全身状態，気道の評価を必ず行う。万が一問題があるときには，鎮静剤を使用しない検査の施行，あるいは麻酔科医へのコンサルトを考慮する。
- 主な偶発症には，咽頭麻酔薬や鎮静剤に対するアレルギー，出血，穿孔がある。
- 抗血栓薬を服用している場合，日本消化器内視鏡学会の「抗血栓薬服用者に対する消化器内視鏡診療ガイドライン」および「抗血栓薬服用者に対する消化器内視鏡診療ガイド

ライン直接経口抗凝固薬（DOAC）を含めた抗凝固薬に関する追補2017」を参考に薬剤の継続もしくは休薬を判断。抗血栓薬の休薬に関しては，事前に処方医に必ず確認する。安易な休薬は，脳梗塞，心筋梗塞などの重大かつ不可逆的な状態を招きうる。EGDのみならず，他の内視鏡検査でも同様。

◆大腸内視鏡検査
◎概要
●直腸，結腸，および終末回腸の一部の粘膜面を観察できる。炎症，腫瘍，感染の評価，止血処置，生検，ポリープの切除などを行うことができる。

◎適応
●便潜血，血便，便通異常，下腹部痛など大腸疾患を疑う場合。また，Crohn病をはじめとする回盲部から終末回腸の病変を疑う場合にも検査の適応となる。
●大腸ポリープ切除後，大腸癌術後，発症後長期間が経過した炎症性腸疾患（潰瘍性大腸炎，大腸型Crohn病）における大腸癌サーベイランス。
●大腸癌による閉塞に対する減圧，S状結腸軸捻転の整復。

◎注意点
●便秘，便柱狭小化など大腸の狭窄が疑われる場合には前処置に注意する。狭窄が強度の場合，経口洗腸液の服用により大腸閉塞，穿孔をきたす恐れがある。病歴から大腸の狭窄を疑うならば，腹部単純X線，CTなどで事前に評価する。
●主な偶発症には，前処置時の嘔吐，腹痛，腸閉塞，穿孔，検査による出血など。

◆内視鏡的逆行性胆道膵管造影（ERCP）
◎概要
●内視鏡を用いて，逆行性に胆管あるいは膵管を造影する検査。同時に，細菌培養や細胞診目的に胆汁，膵液の採取，病変部位の擦過細胞診，結石除去，ステント挿入などの処

置が可能。
● MRCP をはじめとする画像検査の精度向上により，**純粋
に診断目的の ERCP は減少傾向にある。**

◎適応
●閉塞性黄疸，胆管または膵管の疾患が疑われる場合や，膵
悪性腫瘍を疑うものの他の画像検査で確定できない場合。
●総胆管結石，胆管炎，胆道腫瘍，肝胆道系手術後の吻合部
からの胆汁漏出や吻合部狭窄など。

◎注意点
●偶発症には内視鏡操作に伴う出血，穿孔に加えて，急性膵
炎，乳頭切開術に合併した出血，穿孔がある。**内視鏡検査
のなかでは比較的偶発症の頻度が高いため，適応の有無を
十分に検討する。**

◆腹部超音波検査
◎概要
●低侵襲でベッドサイドでも施行できる。他の画像検査と比
較して，術者依存の要素が強い。
●血流はカラー Doppler や造影超音波で評価できる。
●超音波エラストグラフィにより，びまん性肝疾患における
肝線維化の程度を評価できる。
●経皮経肝胆管ドレナージ(PTCD)，肝膿瘍ドレナージ，肝
癌の局所治療など，超音波ガイド下の処置に用いられる。

◎適応
●腹痛，背部痛，体重減少などの症状があり，消化器疾患が
疑われる場合。同時に泌尿器，子宮・卵巣，血管系の評価
ができる。
●血液検査などで肝，胆，膵，腎疾患が疑われる場合。
●慢性肝炎，肝硬変の患者における肝細胞癌のスクリーニン
グ。

◎注意点

- ●肥満の患者や腸管ガス貯留が多い患者では，観察が限定される。
- ●子宮，前立腺などの下腹部臓器は膀胱に尿が充満した状態で行う。

◆腹部単純X線検査
◎概要

- ●腸閉塞，腹腔内の炎症・腫瘍などによる消化管の異常ガスの有無，結石，異物などの評価に用いる。

◎適応

- ●**腹腔内の異物が疑われる場合(異物誤飲，手術時のガーゼ遺残など)。**
- ●腸閉塞が疑われる場合。ただし，閉塞の原因や血流障害の評価にはCTが必須。単純撮影は，病気の経過をみるためのベースラインとして有用。

◎注意点

- ●カルシウム成分の少ない結石は描出されないことがある。
- ●腸閉塞でも消化管が液体で満たされてガスが存在しないときには，鏡面像(ニボー)を認めないことがある。
- ●仰臥位と立位の2方向での撮影が基本。

◆腹部CT検査
◎概要

- ●X線を用いるため被曝のリスクがある。
- ●MRIと比較して撮像時間が短く，広範囲をスキャンできる。
- ●空間分解能が高い。
- ●消化器疾患のみならず，卵巣，子宮，泌尿器，血管の異常の有無を同時に評価できる。

◎適応

- ●腹腔内の疾患が疑われる場合。超音波検査で描出できない深部臓器の評価にも適している。

◎注意点

●造影剤を用いると情報量が多くなり，より詳細がわかる。検査目的に合った造影剤の投与法と撮像タイミングがある。どのプロトコールで撮像するのがよいかわからないときには，放射線科医に確認する。

●**造影剤の使用は有用だが，ショック，腎機能障害などの副作用が出現する可能性があるため注意を要する。検査前の問診と腎機能の確認は必須**。そのうえで，患者から同意を得て造影検査を行う。

◆腹部 MRI 検査

◎概要

●X 線被曝がなく，コントラスト分解能が CT と比較して優れている。

●造影剤を用いなくても血管画像が撮影可能。

●骨によるアーチファクトが少ない。

●撮像時間が長い。

●造影剤には血流評価を目的としたガドリニウム以外に，肝特異性造影剤である SPIO と Gd-EOB-DTPA がある。SPIO は血液と Kupffer（クッパー）細胞に分布し，Gd-EOB-DTPA は細胞外液と肝細胞に分布する。

◎適応

●消化器領域では，肝臓，胆嚢，膵臓，脾臓，直腸の病変の評価が MRI の良い適応となる。

●Crohn 病の小腸病変の評価には MR enterography（MRE）が有用。X 線被曝がなく，繰り返し評価が可能であることから，欧米では MRE が主流となっている。

◎注意点

●心臓ペースメーカー，植え込み型除細動器（ICD）がある場合は原則禁忌。MRI 対応デバイスの場合も，必ず使用説明書に記載された撮像条件で行う必要がある。脳動脈瘤クリップ，人工内耳も原則として禁忌。

●アイメーク，タトゥー，体内の金属なども禁忌。

●ガドリニウム造影剤特有の重大な副作用に，腎性全身性線
維症 nephrogenic systemic fibrosis（NSF）がある。透析中，
重篤な腎障害，急性腎不全が発症リスクであり，eGFR＜
30 mL/分/1.73 m² の患者ではガドリニウムの使用は禁忌。

◆消化管造影検査
◎概要
●造影剤を使用して消化管の粘膜面を描出する。
●消化管の全体像，病変部位，大きさ，解剖学的な位置関係
を客観的に描出するのに適している。

◎適応
●内視鏡，CT，MRI など他のモダリティが主流。しかし，
術前の病変の部位や拡がりを把握するために行われること
がある。
●腫瘍，狭窄，瘻孔などの評価に用いられる。
●狭窄により内視鏡が病変を通過できない部位の評価に造影
検査が選択されうる。

◎注意点
●通常の造影検査ではバリウムを用いる。穿孔を疑う場合に
は水溶性造影剤を用いる。また，狭窄例にバリウムを用い
ると腸閉塞をきたすため，やはり水溶性造影剤を用いる。
●粘膜面の詳細な観察には，造影剤に加えて空気を注入する
二重造影検査が望ましい。小腸では，小腸に管を挿入し造
影剤と空気を注入して撮影する enteroclysis が行われる。
検査に時間を要し，被曝のリスク，患者への負担などの点
から，MRE にとって代わられつつある。

■文献

1. 藤本一眞，藤城光弘，加藤元嗣ほか．抗血栓薬服用者に対
する消化器内視鏡診療ガイドライン．Gastroenterol En-
dosc. 2012；54：2075-102《https://www.jstage.jst.go.
jp/article/gee/54/7/54_2075/_pdf/-char/ja》（2021 年 4 月
閲覧）.

2.加藤元嗣，上堂文也，掃本誠治ほか．抗血栓薬服用者に対する消化器内視鏡診療ガイドライン 直接経口抗凝固薬（DOAC）を含めた抗凝固薬に関する追補 2017．Gastroenterol Endosc. 2017；59：1547-58《https://www.jstage.jst.go.jp/article/gee/59/7/59_1547/_pdf/-char/ja》（2021年4月閲覧）．

11

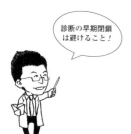

第2章 消化器関連の症候

■食欲低下

◎特徴

- 食欲は人間が生命を維持するための基本的な欲求の1つであり，しばしば空腹感を伴う。その摂食に対する欲求が低下した状態が食欲低下である。
- 消化器疾患のみならず，さまざまな疾患が食欲低下を引き起こし，ときに重篤な疾患の徴候であることもある。また，薬剤の副作用としてみられることもある。
- 早期飽満感（通常量より少量の食事で満腹を感じること）や恐食症（食後に腹痛を伴う場合など，摂食に関連して苦痛を伴うことなどが引き金になり，摂食に恐怖感を抱くこと）とは異なる。

◎病歴で聞くべきこと

- まず，訴える症状が食欲低下なのか，それ以外なのかを確認する。食べたいけれども途中でお腹がいっぱいになるのか（早期飽満感）。または食べたいが，食べることに関連して起こる症状が恐くて食べられないのか（恐食症）。
- **症状の期間：**
  急性の場合（厳密な定義はないが，数日から2週間程度），多くは感染症をはじめとするさまざまな急性疾患に伴って起こる。一方，数週間以上にわたる慢性の食欲低下は，悪性腫瘍や消化器疾患をはじめとする重篤な疾患，または抑うつや不安などの精神的な原因が考えられる。
- 食欲低下は非特異的な徴候であるため，原因を同定する手がかりとなる随伴症状がないかを探す。積極的な review of systems（ROS）の利用が有用。
- 薬剤性の食欲低下はしばしばみられるので，投与されている薬剤を確認する。**特に複数の医療機関から処方されてい**

　　る場合は要注意。
●放射線療法の有無。
●妊娠可能な女性の場合，最終月経が始まった日を必ず確認
　する。

◎鑑別診断

●急性の食欲低下の原因として，しばしば遭遇する重篤なも
　のには以下の疾患が挙げられる。

□感染症(敗血症，肺炎，尿路感染症，皮膚軟部組織感
　染症，肝胆道感染症など)
□薬物中毒
□急性冠症候群
□血糖異常(低血糖，糖尿病性ケトアシドーシス，高血
　糖性高浸透圧症候群)
□慢性疾患(慢性心不全，慢性呼吸不全，肝硬変，慢性
　腎臓病など)の急性増悪
□体温異常(熱中症，低体温症)
□中枢神経系疾患(脳血管障害，硬膜下・外血腫)
□電解質異常
□脱水

●高齢者では，食が細くなった，食欲が減退したという訴え
　以外にはっきりとした愁訴がないものの，上記に挙げた重
　篤な疾患が隠れていることがあり注意を要する。
●慢性の食欲低下では体重減少，低栄養を伴うことが少なく
　ないため，栄養状態の評価をあわせて行う。
●慢性の食欲低下の原因として比較的頻度が多く重篤度の高
　いものを表 2-1 に示す。
●患者が若年者の場合には摂食障害を見逃さない。摂食障害
　のスクリーニングツールの 1 つに SCOFF questionnaire が
　ある(表 2-2)。摂食障害を疑う場合には精神科医にコンサ
　ルトする。

表2-1　慢性の食欲低下の原因

悪性腫瘍	消化器系癌，その他の固形癌，悪性リンパ腫。進行癌に伴う悪液質やその他の合併症（高 Ca 血症，血液系腫瘍に伴う脾臓による胃の圧排，腹水など），化学療法，放射線療法，オピオイド系鎮痛薬の副作用
消化器疾患	消化性潰瘍，胃不全麻痺，炎症性腸疾患，慢性膵炎，腸閉塞，慢性肝炎，肝硬変，吸収不良症候群
感染症	結核，非結核性抗酸菌，真菌感染，寄生虫感染，HIV，感染性心内膜炎，肺膿瘍など
内分泌・代謝疾患	甲状腺機能低下症，甲状腺機能亢進症（apathetic hyperthyroidism），電解質異常，糖尿病，汎下垂体機能低下症，副腎不全
心・肺疾患	うっ血性心不全，COPD や間質性肺炎などによる慢性呼吸不全
腎障害	慢性腎不全，ネフローゼ症候群など
神経疾患	脳梗塞，認知症，Parkinson 病，筋萎縮性側索硬化症，神経変性疾患
非感染性炎症性疾患	関節リウマチ，サルコイドーシス，Sjögren 症候群，皮膚筋炎，強皮症，巨細胞性血管炎など
薬剤性	NSAIDs，アルコール，麻薬（医療用を含む），カフェイン，ビスホスホネート，抗癌剤，抗ウイルス薬，抗菌薬，選択的セロトニン再取り込み阻害薬（SSRI），認知症薬，抗コリン薬，ジギタリス，アミノフィリンなど
心理・精神的問題	うつ病，神経性食欲不振症，ストレス，不安，睡眠不足
環境要因	高温多湿，不衛生，食事が口に合わない，経済的問題，介護者不在など
妊娠	妊娠悪阻
加齢	anorexia of aging（生理的な衰え，味覚・嗅覚の低下などによる）

〔徳田安春．Medicina 53（増刊号 4）: 32-5, 2016. および，内木場紗奈ほか．Medicina 54: 814-7, 2017. を参考に作成〕

●高齢者でみられる anorexia of aging は，生理的因子（味覚・嗅覚の低下，炎症性サイトカインの増加），社会的要因（独居），環境的要因（交通へのアクセスが悪い，周囲の支援が薄い），経済的要因，併存疾患など多因子が関与する。

表2-2　SCOFF questionnaire 日本語訳

1. あなたは，心地よい満腹感を超えて食べてしまい，吐いたりすることがありますか？（sick）
2. あなたは，食べる量についてコントロールできていないと心配になりますか？（control）
3. 最近3ヵ月間で6.3kg以上体重減少がありましたか？（one stone）
4. あなたは，他の人に痩せ過ぎだと言われるが，自分が太っていると思っていますか？（fat）
5. 食べ物があなたの生活を支配していると言えるでしょうか？（food）

上記の5つのうち2つ以上の項目に該当すると，摂食障害の可能性があり，さらなる詳しい評価が必要

〔日本摂食障害学会．AEDレポート2016 第3版（日本語版）．摂食障害 医学的ケアのためのガイド．《http://www.jsed.org/wp-content/uploads/2019/03/AEDGuide_JP.pdf》（2021年3月閲覧）より〕

12

● anorexia of aging のスクリーニングには simplified nutritional appetite questionnaire（SNAQ）が有用（表2-3）。

◎検査
● 病歴と身体所見から疑われる疾患に応じて，行う検査を選択する。
● 病歴と身体所見から疑う疾患を絞り込めないときには，まず血算（末梢血液像を含む），生化学検査（電解質，腎機能，肝臓関連，総蛋白，アルブミン，血糖値など），CRPまたはESR，甲状腺機能検査，尿定性検査を行う。これらの検査は，電解質異常の有無や栄養状態を把握するのにも有用。
● 消化管疾患を疑う場合には，疑う疾患に応じて上部消化管内視鏡検査または大腸内視鏡検査を行う。
● 肝胆膵疾患を疑うときには，腹部超音波検査またはCTを行う。

◎初期治療
● 原因が明らかになった場合には，それに対する治療を行う。
● 長期の食欲低下から電解質異常や低栄養をきたしている場合には，これらの補正を行う。重度の低栄養状態の患者に

表 2　3　SNAQ スコア

a：1点，b：2点，c：3点，d：4点，e：5点
14 点以下で，6 カ月以内に少なくとも 5％の体重減少のリスクがある。

1. 私の食欲は，	a. 非常に乏しい
	b. 乏しい
	c. 普通
	d. 良い
	e. 非常に良い
2. 食事のとき，	a. 数口食べただけで満腹になる
	b. 1/3 食べると満腹になる
	c. 1/2 食べると満腹になる
	d. ほぼ全部を食べると満腹になる
	e. 満腹とは感じない
3. 食事の味は，	a. 非常に悪い
	b. 悪い
	c. 普通
	d. 良い
	e. 非常に良い
4. 通常の食事は，	a. 1 日 1 食未満
	b. 1 日 1 食
	c. 1 日 2 食
	d. 1 日 3 食
	e. 1 日 3 食超

（Wilson MM, et al. Am J Clin Nutr. 2005; 82: 1074-81. PMID: 16280441 より）

おける輸液では，再栄養症候群(refeeding 症候群)を起こさないように少ないカロリーから始め，徐々に増やす。
●うつ病や摂食障害を疑う場合には，精神科医にコンサルトする。
●原因が明らかでなく，身体診察や検査所見で器質的疾患がみられない場合，外来で経過をみる。
●原因が特定できず，anorexia of aging と考えられる場合には，どこまで介入するか(経管栄養，末梢静脈点滴など)について本人や家族と話し合う必要がある。

■文献

1. 徳田安春．食欲不振．Medicina 53(増刊号 4): 32-5, 2016.
2. 内木場紗奈，八重樫牧人．食欲低下．Medicina 54: 814-7,

2017.

3. 日本摂食障害学会. AED レポート 2016 第3版(日本語版) 摂食障害 医学的ケアのためのガイド. 《http://www.jsed. org/wp-content/uploads/2019/03/AEDGuide_JP.pdf》 (2021 年3月閲覧)

4. Wilson MM, Thomas DR, Rubenstein LZ, et al. Appetite assessment: simple appetite questionnaire predicts weight loss in community-dwelling adults and nursing home residents. Am J Clin Nutr. 2005; 82: 1074-81. PMID: 16280441

■悪心・嘔吐

特徴

●悪心は嘔吐の前の不快な感覚。嘔吐は**胃内容物を強制的に口から排出**することで，腹筋の収縮を伴う。

●悪心・嘔吐のうち，1カ月以上持続するものが慢性悪心・嘔吐とされる。悪心・嘔吐は消化器疾患だけでなく，薬剤の副作用，神経疾患，心疾患，泌尿器疾患，内分泌・代謝疾患，妊娠などでも起こりうることを忘れない。

病歴で聞くべきこと

●**病歴聴取の前**：まず意識障害の有無と，悪心・嘔吐の合併症である**脱水を疑う症状**があるかを確認。

・意識障害があれば，昏睡体位（Sims体位）をとらせて気道の確保と誤嚥の防止を行い，家族・知人などから情報収集をする。

・脱水を疑う場合は，静脈路の確保と電解質異常，代謝性アルカローシスの有無を確認する。

●**症状の確認**：逆流や反芻でないことを確認する。

・**逆流**は強制的でなく，胃内容物が食道に戻る場合で，嘔吐と異なる。

・**反芻**は食後数分以内もしくは食事中に自発的に腹圧を増すことで，摂取した食物が口腔内に戻り，それを再び咀嚼，嚥下する，あるいは口から吐き出すこと。

●悪心・嘔吐の原因は消化器疾患にとどまらない。そのため体系的な病歴聴取と身体診察が必須。

●閉経前の女性では，妊娠の可能性を常に考え，最終月経の開始日とその前の月経開始日を確認する。

●見逃すと致命的になる以下の疾患を示唆する病歴がないか確認する。

□心筋梗塞：胸痛，左肩や顎への放散痛など
□腸閉塞：腹痛，ときに吐物の糞便臭，嘔吐後に一時的に腹痛が改善する。腹部手術歴

□腸間膜虚血：動脈硬化のリスク，心房細動の既往など
□急性膵炎：アルコール多飲，胆嚢結石
□くも膜下出血：突然発症の強い頭痛，意識障害など
□髄膜炎：意識障害，発熱

●症状の期間（急性か慢性か）

・1カ月未満のものが急性，1カ月以上のものが慢性。急性の多くは数日以内で，原因としては感染，食中毒，薬剤の副作用が多い。

●発症様式（突然か徐々にか）

・突然の発症：急性胆嚢炎，急性胃腸炎，急性膵炎，食中毒など
・緩徐な発症：胃食道逆流症（GERD），胃不全麻痺 gastroparesis，薬剤の副作用，代謝性疾患，妊娠など

●嘔吐のタイミング

・朝食前：妊娠，尿毒症，前日の過量の飲酒，頭蓋内圧亢進
・食後1時間以上経過した嘔吐：胃不全麻痺，幽門閉塞
・食事中，食直後の嘔吐：摂食障害

●吐物の性状

・未消化の食べ物：アカラシア，食道病変（Zenker 憩室，狭窄など）
・食後数時間の吐物が一部消化された食べ物：幽門狭窄，胃不全麻痺
・胆汁：近位小腸の閉塞
・糞便臭：腸閉塞

●随伴症状：鑑別診断を絞り込む手がかりになる。

・腹痛が存在する場合には器質的疾患の可能性が高い。
・体重減少がある場合，まず悪性疾患を疑う。ただし食事が症状を引き起こすために食事を控えるようになり，体重減少をきたすこともある。
・頭痛，めまい，その他の神経症状がある場合には，中枢神経疾患を疑う。
・早期飽満感，食後の腹部膨満感：胃不全麻痺，機能性ディスペプシア

●急性嘔吐では摂食歴や**シックコンタクト**の有無
●**既往歴**。特に腹部手術の既往。頭部外傷の既往も確認する。
●**服薬歴**

◎鑑別診断

●消化器疾患以外を含めて，多くの疾患で悪心・嘔吐をきたすため，鑑別診断は広範囲にわたる。病歴からある程度鑑別診断を絞ったうえで検査を行う。
●急性・慢性ともに，以下のカテゴリーに分けて考える。

□感染
□消化器疾患
□医原性(薬剤，放射線療法など)，毒素
□中枢神経疾患
□内分泌・代謝疾患
□精神疾患
□その他

●主な鑑別診断を表2-4に示す。

◎身体診察・検査

●身体診察では脱水を示唆する所見(皮膚のツルゴール低下や粘膜の乾燥，低血圧，頻脈，血圧と脈拍の起立性変化など)の有無を確認。
●腹部だけでなく，神経学的所見を含めて全身をみる。
●歯のエナメル質の消失(酸蝕症)は，摂食障害などによる反復性の嘔吐または GERD を示唆する。
●腹部診察では以下の点に注目する。

□腹部膨隆はあるか
□手術痕の有無
□蠕動音の消失，低下，あるいは亢進
□圧痛の有無と部位，反跳痛の有無
□腫瘤を触知しないか

表 2 4 　悪心・嘔吐の鑑別診断（急性・慢性を含む）

感染	細菌性/ウイルス性胃腸炎	食中毒	肺炎
		尿路感染症	
消化器疾患	虫垂炎	腸間膜動脈虚血	周期性嘔吐症候群 (cyclic vomiting syndrome)
	胆嚢炎	腹膜炎	
	胆石症	炎症性腸疾患	
	幽門狭窄	絞扼性ヘルニア	慢性悪心嘔吐症候群 (chronic nausea vomiting syndrome)
	小腸閉塞（不完全な閉塞を含む）	食道疾患（GERD, アカラシア, Zenker 憩室）	
	急性膵炎	胃不全麻痺	
	慢性膵炎	機能性ディスペプシア	慢性特発性偽性腸閉塞症
	消化性潰瘍		
	急性肝炎		
医原性・毒薬	抗不整脈薬	ジゴキシン	放射線療法
	抗菌薬	経口避妊薬	ヒ素
	抗痙攣薬	オピオイド	殺虫剤
	化学療法薬	NSAIDs	
中枢神経系	片頭痛	Ménière 病	
	良性発作性頭位めまい	頭蓋内圧亢進（脳血管障害, 水頭症, 脳腫瘍, 髄膜炎, 脳炎, 脳腫瘍, 偽性脳腫瘍）	
	動揺病		
内分泌・代謝疾患	尿毒症	副腎疾患	甲状腺疾患
	糖尿病性ケトアシドーシス	副甲状腺疾患	糖尿病
精神疾患	神経性過食症	作為症	身体症状症
	神経性拒食症	統合失調症	
その他	妊娠	尿路結石	全身性エリテマトーデス(SLE)
	術後	アルコール	慢性心不全
	心筋梗塞	強皮症	

〔Scorza K, et al. Evaluation of nausea and vomiting. Am Fam Physician. 2007; 76: 76-84. PMID: 17668843. および、Lacy BE, et al. Chronic nausea and vomiting: evaluation and treatment. Am J Gastroenterol. 2018; 113: 647-59. PMID: 29545633. および、DynaMed [Internet]. Ipswich (MA): EBSCO Information Services. 1995. Record No. T900007, Nausea and Vomiting in Adults; [updated 2018 Nov 30, 2020 年 10 月閲覧]. https://www.dynamed.com/topics/dmp~AN~T900007. Registration and login required. を参考に作成〕

□ヘルニアの有無（鼠径部まで露出して診察する）
□肝脾腫の有無

- ●検査の目的は，①原因を明らかにすること，②悪心・嘔吐による合併症を把握すること。
- ●急性の悪心・嘔吐で原因が明らか（急性胃腸炎など）で，全身状態が良い場合には，検査は不要。
- ●原因が明らかでない，あるいは症状が中等度以上，または重篤な疾患の存在を疑うときには，血算，生化学検査（肝臓検査，腎機能，電解質を含む）を行う。必要に応じて，甲状腺刺激ホルモン（TSH），膵酵素（アミラーゼ，リパーゼ）などをあわせて確認する。
- ●腸閉塞を疑う場合には，立位および仰臥位の腹部X線検査を行う。
- ●腸閉塞や尿管結石を疑うが，腹部X線検査で明らかでない場合にはCTを行う。
- ●胃癌，幽門狭窄などを疑う場合には上部消化管内視鏡検査（EGD）で確認する。
- ●中枢神経病変を疑う場合には，頭部CTもしくはMRIを行う。

13

初期治療

- ●治療は原因疾患による（例：尿路感染症 → 抗菌薬）。原因が明らかになるまで，あるいは悪心・嘔吐の対症療法が必要な場合に以下のように対応する。

- ・軽症で経口摂取がある程度可能なら，経口補水液またはスポーツドリンクで対応。急性胃腸炎による悪心・嘔吐は通常1〜2日で改善する。
- ・食事は少量を複数回に分けて摂取。低脂肪，低繊維の食事を選ぶ。スープ，ゼリー，ヨーグルトのような液状〜半固形のものは胃に停滞しにくく嘔吐を誘発しにくい。
- ・慢性嘔吐の場合は低栄養状態を伴うことがあるため，栄養状態の把握と，必要に応じて補正を行う。

[処方例]

制吐薬を用いる場合：

□ドンペリドン（ナウゼリン®）10 mg錠1回1錠を1日3回毎食前

または

□ドンペリドン坐薬 60 mg 1回1個を1日2回まで（メトクロプラミドと比較して中枢神経の副作用はまれ）

注射薬を用いるときには，

□メトクロプラミド10 mg 筋注もしくは静注を1日1〜2回

・メトクロプラミドは下部消化管の蠕動を亢進して，下痢を悪化させるので，急性胃腸炎で嘔吐，下痢がある場合には，可能ならドンペリドンを選択する。

機能性ディスペプシアによる慢性的な悪心・嘔吐：

□消化管運動の改善を期待してモサプリドが用いられる（「**機能性ディスペプシア**」の項参照）。

化学療法に伴う悪心・嘔吐：

□催吐性リスクに応じて，選択的 NK_1 受容体拮抗薬（イメンド®など），$5\text{-}HT_3$ 受容体拮抗薬（オンダンセトロン®，カイトリル®など），デキサメタゾンなどを用いる。

■文献

1. Scorza K, Williams A, Phillips JD, et al. Evaluation of nausea and vomiting. Am Fam Physician. 2007; 76: 76-84. PMID: 17668843

2. Lacy BE, Parkman HP, Camilleri M. Chronic nausea and vomiting: evaluation and treatment. Am J Gastroenterol. 2018; 113: 647-59. PMID: 29545633

3. DynaMed［Internet］. Ipswich（MA）: EBSCO Information Services. 1995. Record No. T900007, Nausea and Vomiting in Adults;［updated 2018 Nov 30, 2020 年10月閲覧］. https://www.dynamed.com/topics/dmp~AN~T900007. Registration and login required.

■嚥下障害

◎特徴

● 嚥下がうまくできず，むせこむ，鼻へ逆流する，つかえるなどの症状をきたすこと。

● 大きく①口咽頭嚥下障害 oropharyngeal dysphagia と②食道嚥下障害 esophageal dysphagia の2つに分類される。

● 嚥下痛 odynophagia を合併することがあるが，嚥下障害 dysphagia と嚥下痛は別物。嚥下痛は，通常食道に潰瘍があるときに生じる。

◎病歴で聞くべきこと

●症状の起こるタイミング

・ 口咽頭嚥下障害では，嚥下を開始できない，あるいは嚥下開始から通常1秒以内に症状が起こる。対して，食道嚥下障害では，嚥下開始から症状発現までの時間がこれより長い（数秒以上）。

●随伴症状

・ 口咽頭嚥下障害は口腔，咽喉頭の腫瘍性病変や神経疾患で生じることが多い。神経疾患による場合，嗄声や嚥下物の鼻への逆流，咳を伴い，ときに誤嚥により窒息を起こしそうになることがある。食道嚥下障害で体重減少を伴う場合には食道癌を疑う。胸やけを伴う場合には逆流性食道炎を疑う。

●どのような飲食物で症状が出るか

・ 食道嚥下障害が疑われる場合，どのような食べ物で症状が誘発されるかを確認する。固形物のみで症状が出現する場合は食道狭窄をきたす疾患（食道炎，食道癌など）が考えられる。

・ 最初から液体，固形物の両方で症状が出る場合，食道運動障害（アカラシア，びまん性食道痙攣(DES)など）が疑われる。

・ 最初，固形物で症状があり，次第に液体でもつかえるようになった場合，食道癌などの進行性に狭窄をきたす疾患が考えられる。

14

●嚥下痛の有無

・嚥下痛があるときは，食道潰瘍の存在が疑われる（ヘルペス食道炎，薬剤性食道炎など）。

●経過（発症様式，進行性か間欠性か）

・急性の嚥下障害は food impaction（食道に食物塊がはまり込むことで起こる閉塞症状）が原因のことが多い。直ちに処置が必要。通常は，内視鏡により閉塞の原因を取り除く。

・進行性の食道嚥下障害の場合，食道癌を疑う。

・症状が間欠性の場合，食道リングや好酸球性食道炎などが考えられる。

●既往歴，放射線治療歴

●服用薬（薬剤性食道潰瘍の可能性）

●飲酒，喫煙の有無

・フラッシャーであるか（現在，あるいは飲酒を始めた頃に，コップ1杯程度のビールで顔面が紅潮する場合には，食道癌のリスクが増す）。

鑑別診断

●口咽頭嚥下障害

・神経疾患（脳卒中後，Parkinson 病，筋萎縮性側索硬化症，重症筋無力症など）

・口腔，咽喉頭の腫瘍

・その他（Sjögren 症候群，口腔の放射線照射後，抗コリン薬による口腔内乾燥など）

●食道嚥下障害

・食道癌

・逆流性食道炎

・アカラシア

・好酸球性食道炎

検査

●明らかな口咽頭嚥下障害の場合には，耳鼻科領域の精査や CT/MRI の適応となる。診断がついた後，嚥下機能の評価または患者に適した食形態を評価する目的で嚥下造影や内視鏡下嚥下評価を行うことがある。

- 食道嚥下障害が疑われる場合，あるいは口咽頭嚥下障害か食道嚥下障害かが定かでない場合，まず上部消化管内視鏡検査(EGD)を行う。
- 食道リングや食道壁外からの圧排が原因である場合，内視鏡で認識しにくいことがある。その場合，食道造影検査が役に立つ(実際，多くは内視鏡で認識可能)。
- アカラシアをはじめとする食道運動障害が疑われる場合には，食道内圧測定の適応。現在は高解像度食道内圧検査(HRM)が用いられる。

初期治療

- 原因疾患の治療が主となる。
- 口咽頭嚥下障害では，原疾患の治療に加えて，適切な食形態で食事を提供する。

14

■胸やけ

特徴

●胸骨後部に生じる不快な灼熱感で，しばしば頸部，喉，まれに背部に放散する。胃食道逆流症(GERD)の典型的な症状。

●**心窩部灼熱感は，みぞおちの焼ける感じで，機能性ディスペプシア(FD)などでみられ，胸やけと混同されやすい。**実際，患者が両者を区別できないことも少なくない。

病歴で聞くべきこと

●患者が訴える「胸やけ」は，必ずしも上記に述べた症状を指すとは限らない。心窩部不快感，心窩部灼熱感，心窩部痛，前胸部痛，呑酸などと混同される可能性があるため，詳細に症状を確認する。

●**症状が起こる状況。**胸やけの原因として一番頻度の高いGERDでは，食後，特に過食や脂質を多く含む食事の後，腹圧をかけたとき，運動時などに症状が誘発されることが多い(ただし，これらの状況は疾患に特異的ではない)。

●**嚥下困難の有無。**嚥下困難がある場合には，固形物のみか液体と固形物の両方によるものかを確認する。

●**上腹部膨満感，悪心・嘔吐の有無。**胃排出障害があると，胃に貯留した胃液が食道に逆流しやすくなり，GERDと似たような症状を起こすことがある。

●**服薬歴。**カルシウム受容体拮抗薬は下部食道括約筋の緊張を低下させるため胃から食道への逆流を惹起する。また，NSAIDs，テトラサイクリン，カリウム製剤，アレンドロン酸などは食道粘膜の障害を起こしうる。

●**体重減少，吐下血の有無。**

●成人の好酸球性食道炎では，嚥下困難に加えて胸やけを訴えることがある。**好酸球性食道炎ではしばしば，アレルギー性鼻炎，アトピー性皮膚炎，気管支喘息などを合併する**ため，これら疾患の既往を確認する。

●**過去のEGD(上部消化管内視鏡検査)歴とその結果。**GERDは慢性の経過をとることが多いため，過去の検査結果が参考になることがある。

15

● **症状の時間経過**。症状が進行性で，体重減少や嚥下困難を伴う場合には，まず食道，胃の悪性腫瘍を疑う。

鑑別診断

● **冠動脈疾患**：ときに虚血性心疾患による前胸部不快感を，患者は食道の症状ととらえることがある。胸やけを訴える患者のごく一部であるが，見逃すと致死的になることがあるため，まず心疾患を除外したうえで精査を進める。

● **食道癌，胃癌**：胃癌により排出障害があると，胃から食道への逆流をきたし胸やけを起こす。また，食道の通過障害で食道に食べ物が停滞すると，残渣の発酵により胸やけを訴えることがある。

● **食道アカラシア**：食道に長く停滞した食物残渣の発酵により胸やけをきたしうる。

● **GERD**：胸やけはGERDの典型的な症状。

● **感染性食道炎**（カンジダ食道炎，サイトメガロウイルス感染症）。

● **好酸球性食道炎**：胸やけに加えて，つかえ感，胸痛などを訴えることがある。

● **胃切除後症候群**：胃切除後に胆汁，膵液が食道に逆流すると，アルカリ液や消化酵素を含む液体により逆流性食道炎をきたす。

● **薬剤性食道炎**：NSAIDs, テトラサイクリン, カリウム製剤, アレンドロン酸など。

● **消化性潰瘍**：心窩部灼熱感, 心窩部痛をきたすことがある。患者はしばしば心窩部灼熱感と胸やけを明瞭に区別することができない。

● **機能性胸やけ**：病的でない胃食道逆流に対して胸やけを訴える場合がある。非びらん性GERDとされるなかに一定数，機能性胸やけが含まれていると考えられる。診断のためには食道インピーダンス，pHモニタリングが必要。

● **強皮症**：強皮症により筋層間神経叢が消失すると，食道の蠕動低下から逆流性食道炎をきたしうる。

● **FD**：FDの心窩部灼熱感と症状が似ていることに加えて，GERDとFDが合併する場合も少なくない。

15

○身体診察・検査

- ●胸やけの原因は圧倒的に GERD が多い。GERD では，通常身体所見に異常を認めることはない。**まれに，歯の酸蝕症を起こすことがある。**

- ●身体診察で貧血が疑われる，あるいは腹部に腫瘤を触知する，鎖骨上窩のリンパ節腫大がある，などの身体所見があれば，悪性腫瘍の可能性を考えて精査を行う。

- ●好酸球性食道炎では，末梢血の好酸球増多を伴うことがある。

- ●重症の逆流性食道炎，食道癌，胃癌などでは血算で貧血を認めることがある。

- ●虚血性心疾患が除外できないときには，まず心電図などで評価する。

- ●**胸やけの多くは GERD による**ため，全例で内視鏡検査が必要になるわけではないが，貧血，吐下血，体重減少，嚥下困難などの警告徴候がある，または悪性腫瘍のリスクが増加する 50 歳以上では EGD を行う。

- ●アカラシアを疑うときには，高解像度食道内圧検査(HRM)を行う。また，機能性胸やけが疑われる場合，食道 pH モニタリング，食道インピーダンス測定を行う。これらの検査が必要な場合，検査が可能な専門機関へ紹介する。

○初期治療

- ●まず PPI による治療を行って薬剤に対する反応をみてみる。２週間投与しても改善しない場合，または投薬で一時的に症状が改善するものの中止すると再燃する場合には EGD で評価する。

- ●貧血，吐下血，体重減少，嚥下困難がある場合，50 歳以上の患者では，速やかに EGD による評価を行う。

- ●内視鏡的に症状を説明できる所見がなく，PPI またはカリウムイオン競合型アシッドブロッカー(P-CAB)による治療に抵抗性の場合には，HRM や食道 pH モニタリングなどによる精査が必要な場合もあり，消化器専門医にコンサルトする。

■腹痛

◎特徴

●文字通り腹部の疼痛を指し，その原因は腹腔内臓器に限らず，心臓，肺，泌尿器，子宮，卵巣の疾患から，糖尿病といった代謝性のものまでさまざまな疾患が挙げられる。

●腹痛は，その起こる機序から①内臓痛，②体性痛，③関連痛に分類される。それぞれの特徴を表2-5に示す。腹痛の解釈にあたり，3種類の痛みのうちのどれにあたるかを判断することが重要。

表2-5　腹痛の種類と特徴

	原因	特徴
内臓痛	内臓器官自体から生じる疼痛。管腔臓器の過伸展，拡張，収縮，炎症，実質臓器の腫脹による被膜の伸展などが誘因となる	局在性に乏しい。腹部正中線上に感じることが多い。鈍痛，締め付けられるような痛み。悪心・嘔吐，冷汗，顔面蒼白などの自律神経症状を伴うことがある。体位変換により疼痛が軽快することがある
体性痛	壁側腹膜，腸間膜，横隔膜の炎症などの刺激により生じる	疼痛部位がはっきりとする。鋭い持続痛。体動により痛みが増強
関連痛	強い内臓痛が，脊髄後根内で隣接する神経線維を刺激し，対応する皮膚分節に痛みが投影される	疼痛の原因となる臓器から離れた部位に感じる。疼痛の範囲は限局的。触診による疼痛の増悪はない

◎病歴で聞くべきこと

●まず患者のABCD（A：気道，B：呼吸，C：循環，D：意識）を評価する。バイタルサインが不安定で重篤と考えられる場合には，上記のA，B，Cに注意を払いつつ，緊急介入を要する以下の疾患の可能性を考える。

□腹部大動脈瘤破裂・解離
□急性心筋梗塞
□肺動脈塞栓症
□消化管穿孔
□腸閉塞
□急性腸管虚血
□異所性妊娠

上記を疑うなら，病歴聴取と身体診察に並行して，**心電図**，単純X線検査，腹部超音波検査，心臓超音波検査，**腹部CT**などを行う。

●バイタルサインが安定していれば，病歴聴取を行う。腹痛に関する情報を漏れなく効率良く収集するためのツールとして SAMPLE（表2-6），OPQRST（表2-7）がある（急性腹症診療ガイドライン出版委員会編．急性腹症診療ガイドライン

表2-6 腹痛の病歴聴取に有用なツール⑴ "SAMPLE"

S	Signs and symptoms	徴候
A	Allergies	アレルギー
M	Medications	服用薬
P	Past medical history, injuries, illness	既往歴（外傷，手術歴，妊娠を含む）
L	Last meal/intake	最終経口摂取
E	Events leading up to the injury and/or illness	どのような状況下で症状が始まったか

表2-7 腹痛の病歴聴取に有用なツール⑵ "OPQRST"

O	Onset	発症様式
P	Palliative/Provocative factor	寛解・増悪因子
Q	Quality/Quantity	症状の性質・程度
R	Region/Radiation/Related symptom	部位・放散・随伴症状
S	Severity	程度
T	Time course	経時的変化

16

2015，東京：医学書院，2015）。これらは，腹痛以外の症候
に対しても用いることができる。

● OPQRST のうち，特に重要なのは O（発症様式），R（部位，
放散，随伴症状），T（経時的変化）である。

●突然発症の腹痛は，先行する痛みがなく，痛みが起きた瞬
間に何をしていたか患者自身が記憶していることが多い。

●突然発症の場合，重篤で緊急の介入を要する疾患であるこ
とが多い。

●部位は腹部を⑦分割して考える（図2-1，表2-8）。

図2-1　腹部の7領域

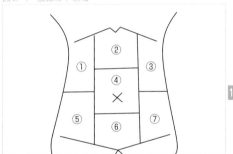

●悪心・嘔吐，下痢，血便，発熱などの随伴症状がないか注
意する。**随伴症状と組み合わせることで鑑別診断を絞り込
める可能性がある。**

●腹痛と随伴症状がどのような順序で起きたか確認する。

●**症状は進行性か増悪を繰り返すか。前者であれば注意を要
する。**

●妊娠可能年齢の女性には，最終月経開始日を必ず確認する。

●内服薬は市販薬を含めてすべて確認する。

●**高齢者の場合**：腹痛の訴えはそれほどなく，食欲がない・
元気がないなどの症状を訴える，あるいは家族などが様子
の変化に気付いて受診することが多い。重篤な疾患が隠れ

ている可能性があるため，訴えを額面通りに受け取らない。

◇鑑別診断

●腹痛の鑑別診断は多岐にわたる。それらをしらみ潰しにあたるのは非効率。患者の年齢，併存疾患，経過を追って，疑わしいものから考える。

●まず緊急の介入を必要とする疾患がないか確認する（前述）。

●突然発症の腹痛の場合，詰まる（心筋梗塞，腸間膜動脈閉塞，脾梗塞など），破れる（腹部大動脈瘤破裂，肝細胞癌破裂，消化管穿孔，子宮外妊娠による卵管破裂など），裂ける（大動脈解離など），捻れる（絞扼性腸閉塞，卵巣腫瘍茎捻転，精巣捻転など）を考える。

●上記を否定できれば，それ以外を考える。腹痛の部位を参考にして鑑別診断を挙げる。その際に，痛みが内臓痛，体性痛，関連痛のいずれであるかを考えると鑑別診断を絞り込める。

●内臓痛では，患者が訴える疼痛部位と臓器の存在する部位は，必ずしも一致しない。

□上腹部：胃，十二指腸，肝臓，胆嚢
□臍周囲：小腸から右側結腸
□下腹部：横行結腸から直腸，泌尿器系臓器，婦人科系臓器

●原則として内臓痛は正中付近に感じる。腎臓，尿管，卵巣は患側に痛みを感じる。また，胆嚢，上行結腸，下行結腸では同側に偏って感じることが多い。

●部位別に考えられる疾患を表2-8に示す。

●高齢者の場合：重篤な疾患が顕在化しにくく，詳細な病歴を伝えられないこともある。高齢者で頻度が高く，合併症や死亡率が高い疾患として，尿路感染症，消化管穿孔，腸管虚血がある（Am Fam Physician. 2008; 77: 971-8. PMID: 18441863）。

表2-8 腹痛の部位別鑑別診断

部位	臓器	鑑別診断
① 右上腹部 (RUQ)	肺	肺炎, 肺塞栓, 肺膿瘍, 胸膜炎
	横隔膜	横隔膜下膿瘍
	肝臓	肝炎, 肝膿瘍, 肝腫瘍, Budd-Chiari 症候群, Fitz-Hugh-Curtis 症候群
	胆道	胆石発作, 胆嚢炎, 胆管炎, Oddi 括約筋機能不全
	泌尿器	尿路結石, 腎盂炎
	大腸	大腸炎, 大腸憩室炎
② 心窩部	心臓	狭心症, 急性心筋梗塞, 心外膜炎
	血管	大動脈解離, 腸間膜虚血
	消化管	食道炎, 胃炎, 消化性潰瘍, 胃不全麻痺, 機能性ディスペプシア
	胆道	胆石発作, 胆嚢炎, 胆管炎
	膵臓	腫瘍, 膵炎
③ 左上腹部 (LUQ)	心臓	狭心症, 急性心筋梗塞, 心外膜炎
	肺	肺炎, 肺塞栓, 肺膿瘍, 胸膜炎
	横隔膜	横隔膜下膿瘍
	消化管	食道炎, 胃炎, 消化性潰瘍
	脾臓	脾梗塞, 脾膿瘍, 脾破裂, 脾腫
	膵臓	腫瘍, 膵炎
	泌尿器	尿路結石, 腎盂炎
	血管	大動脈解離, 腸間膜虚血
④ 臍周囲	消化管	食道炎, 胃炎, 消化性潰瘍, 小腸腫瘍, 小腸閉塞, 虫垂炎(初期)
	血管	大動脈解離, 腸間膜虚血
⑤ 右下腹部 (RLQ)	大腸	虫垂炎, 大腸炎(感染性, まれに虚血性), 大腸憩室炎, 炎症性腸疾患, 好中球減少性腸炎
	婦人科	異所性妊娠, 子宮筋腫, 卵巣腫瘍, 卵巣捻転, 骨盤内炎症性疾患(PID)
	泌尿器	尿路結石, 腎盂炎
	その他	鼠径ヘルニア
⑥ 恥骨上	大腸	虫垂炎, 大腸炎(感染性, 虚血性), 大腸憩室炎, 炎症性腸疾患, 過敏性腸症候群
	婦人科	異所性妊娠, 子宮筋腫, 卵巣腫瘍, 卵巣捻転, PID
	泌尿器	膀胱炎, 尿路結石
⑦ 左下腹部 (LLQ)	大腸	大腸炎(感染性, 虚血性), 大腸憩室炎, 炎症性腸疾患, 過敏性腸症候群
	婦人科	異所性妊娠, 子宮筋腫, 卵巣腫瘍, 卵巣捻転, PID

16

(続く)

⑦ 左下腹部 (LLQ)	泌尿器	尿管結石，腎盂炎
	その他	鼠径ヘルニア
どの場所 でも起こ りうる疾 患(腹部 全体を含 む)	腹壁	帯状疱疹，腹壁の筋損傷，ヘルニア
	消化器	腸閉塞，腸間膜虚血，腹膜炎，炎症性腸疾患
	その他	オピオイド離脱，鎌状赤血球性発作，急性間 欠性ポルフィリン症，重金属中毒，糖尿病性 ケトアシドーシス，家族性地中海熱，アレル ギー性紫斑病

(Cartwright SL, et al. Evaluation of Acute Abdominal Pain in Adults. Am Fam Physician. 2008; 77: 971-8. および，Penner RM, et al. Evaluation of the adult with abdominal pain. Waltham: UpToDate, 2020. および，Silen W. Chapter 1. Abdominal pain. In: Harrison's Gastroenterology and Hepatology, 2nd ed. Longo DL, Fauci AS, ed. New York: McGraw-Hill Education, 2013. を参考に作成)

◎身体診察・検査

- ●バイタルサインを必ず確認する。
- ●患者の様子を観察する。腹膜炎ではベッド上でじっとして，尿管結石では痛みのためじっとしていない。
- ●上腹部痛を訴える患者には，腹部だけでなく胸部を診察する。
- ●腹部診察では，剣状突起から鼠径部まで十分に露出してから診察する。
- ●視診→聴診→打診→触診の順に行う。
- ●視診では，皮疹，手術痕，腹部膨隆の有無(ある場合には全体的か，部分的か)，ヘルニアの有無を確認する。
- **●腹部聴診は1カ所でよい。** 聴診で金属音様の高いピッチの蠕動音が聞かれるときは腸閉塞を疑う。蠕動音をほとんど聴取しないときには，麻痺性イレウスを疑う。
- ●触診で圧痛がある場合，原則としてその下の臓器に痛みの原因がある。
- ●腹膜刺激症状は反跳痛の有無で判断できるが，患者の大きな苦痛を伴う。代わりに腹壁を指で叩いて痛みがあれば，腹膜刺激症状があると判断できる。
- ●高齢者や，ステロイドなどの免疫を抑制する薬を服用している場合，腹膜炎があっても腹膜刺激症状の所見が乏しいことがあるので注意する。

16

●血便があるときや骨盤内腹膜炎を疑うときは直腸診を行う。

●最低限の検査として，血算，生化学検査(肝臓検査，腎機能，CRPを含む)を調べる。妊娠可能な女性では，妊娠反応を確認する。

●どのような画像検査を行うかは，疑う疾患により異なるが，一般に超音波検査が第1選択になる。超音波検査は低侵襲に行え，肝臓，胆道，膵臓，腎臓だけでなく，虫垂，消化管，大動脈，婦人科臓器，腹水の有無などを観察できる。

●一方，超音波検査は術者に依存する点，被検者の体格により描出が難しいことがある点，被検者の協力が得られないと検査が困難になる点などの短所がある。

●超音波検査で診断が確定する，あるいはその後にCT検査を行っても治療方針が変わらない場合には，超音波検査による診断に応じた治療を行う。

●超音波検査の後に他の画像検査が必要な場合，検査時間が比較的短く，広範囲を撮像できる点からCTが選択されることが多い。

●上部消化管疾患や大腸疾患が疑われるならば，内視鏡検査を行う。

16

◎初期治療

●治療は原因疾患による。

●急性腹痛では，診断の確定前であっても早期に鎮痛薬の投与を考慮する(腹膜刺激症状がある場合などで外科医にコンサルトするときに，**外科医に断ってから使うのが無難**)。

[処方例]

□成人の場合，アセトアミノフェン(アセリオ®)1,000 mg
静注(15分かけて投与，投与間隔は4～6時間以上，1
日総量は4,000 mgまで)が第1選択。

・体重50 kg未満では1回15 mg/kgを上限とし，1日総
量は60 mg/kgまで。

●**アセトアミノフェンが無効の場合**：麻薬性鎮痛薬(モルヒネ，ペチジンなど)や拮抗性鎮痛薬(ペンタゾシン，ブプレ

ノルフィン)を使用してよい。ただし，鎮痛薬で痛みが改善しない場合には，深刻な病状が存在する，あるいは疾患が悪化している可能性が考えられ，診断と治療を急ぐ。

●尿管結石や胆道痛には NSAIDs を使用する。

●亜急性または慢性の腹痛には，考えられる疾患に応じた投薬を行いつつ診断を進める。

■文献

1. 急性腹症診療ガイドライン出版委員会編．急性腹症診療ガイドライン 2015．東京：医学書院，2015．

2. Cartwright SL. Knudson MP. Evaluation of acute abdominal pain in adults. Am Fam Physician. 2008; 77: 971-8. PMID: 18441863

3. Penner RM, Fishman MB. Evaluation of the adult with abdominal pain. Waltham: UpToDate, 2020.

4. Silen W. Chapter 1. Abdominal pain. In: Harrison's Gastroenterology and Hepatology, 2nd ed. Longo DL, Fauci AS, ed. New York: McGraw-Hill Education, 2013.

■便秘

特徴

● 本邦の「慢性便秘症診療ガイドライン 2017」(日本消化器病学会関連研究会 慢性便秘の診断・治療研究会編，東京：南江堂，2017)では，**便秘を「本来体外に排出すべき糞便を十分量かつ快適に排出できない状態」**と定義している。

● 下剤を用いない状態で排便回数が週 2 回以下の場合に便秘の可能性を考える。また便排出障害がある場合には，残便感，過剰な努責，排便時の直腸肛門の閉塞感，自己摘便がみられることがある。

● 便秘 constipation は大きく特発性と続発性に分けられる。

病歴で聞くべきこと

● 病歴で注意することは以下の 4 つ。

□特発性か続発性かの手がかり
□迅速な対応を要するような警告徴候はないか
□便秘の重症度
□特発性便秘の場合，どのタイプに属するか

● 発症時期，排便の頻度，便の性状。便の性状は下剤を服用しない状態でブリストル糞便形状スケール(BSFS)(226 ページ参照)を用いて確認する。

● 警告徴候となる血便，体重減少，便柱狭小化など(表 2 9)。

表 2 9　便秘の患者における警告徴候・注意すべき病歴

便の太さの変化	最近発症した便秘
便潜血陽性	血便
鉄欠乏性貧血	直腸脱
腸管の閉塞症状	体重減少
50 歳以上で過去に大腸癌スクリーニングを受けていない	大腸癌の家族歴

〔Lindberg G, et al. Constipation: a global perspective. World Gastroenterology Organisation Global Guidelines.《https://www.worldgastroenterology.org/UserFiles/file/guidelines/constipation-english-2010.pdf》(2021 年 4 月閲覧)より一部改変〕

●便秘に随伴する腹部膨満感，腹痛など。
●排便障害を示唆する症状の有無（過剰な努責，残便感，肛門の閉塞感など）。
●既往歴。
●常用薬。便秘の原因となる主な薬剤を表2-10に示す。

表2-10　便秘の原因となる主な薬剤

オピオイド	鉄剤
止痢薬	カルシウム製剤
抗コリン薬（鎮痙薬，抗Parkinson病薬，三環系抗うつ薬，抗精神病薬）	ビスマス
	降圧薬（カルシウム拮抗薬，利尿薬，クロニジン）
抗うつ薬	セロトニン受容体拮抗薬（オンダンセトロン，グラニセトロンなど）
抗てんかん薬	
抗ヒスタミン薬	
NSAIDs	

Poterucha J. Constipation. Disorders of the Small and Large Bowel. In: Medical Knowledge Self-Assessment Program 18. Gastroenterology and Hepatology. Philadelphia: American College of Physicians. 2018. および，DynaMed [Internet]. Ipswich (MA): EBSCO Information Services. 1995. Record No. T116186, Constipation in Adults; [updated 2018 Dec 03, 2020年10月閲覧]. https://www.dynamed.com/topics/dmp~AN~T116186. Registration and login required. を参考に作成)

●現在および過去の下剤使用状況。
●食事の内容（規則正しく摂取しているか，食物繊維の摂取状況），日常の活動量。
●大腸癌の家族歴。
●過去に大腸癌検診を受けたことがあるか，ある場合にはその結果。

◎鑑別診断

●続発性便秘の原因には，薬剤（表2-10）の他に以下の4つがある。

□機械的原因：大腸癌，直腸瘤，直腸脱，肛門狭窄，骨盤あるいは腹腔内の病変による大腸圧排
□全身疾患：糖尿病，甲状腺機能低下症，汎下垂体機能低下症などの内分泌疾患，ニューロパチー，ミオパチー

□生理状態の変化：妊娠，高カルシウム血症，低カリウム血症
□心理社会的な原因：うつ病，認知障害，寝たきり状態

●特発性便秘の場合，大腸通過正常型便秘(NTC)，大腸通過遅延型便秘(STC)，便排出障害の3型に分類される。

◎身体診察・検査
●通常，腹部診察では異常を認めない。腹部手術痕や腹部膨隆の有無を確認する。
●続発性便秘の場合，原因となる疾患によっては身体所見が手がかりになることがある。
●肛門直腸の診察では以下に注目する(Am J Gastroenterol. 2018; 113: 635-8. PMID: 29453382)。

□視診では，肛門周囲の皮膚の異常，皮垂，痔瘻，痔核など
□直腸指診では，肛門管の緊張度，直腸の腫瘍や便塊の有無を確認する。
□その後，検者のもう一方の手(通常左手)を被検者の腹部に置き，排便時のようにいきんでもらう。正常では，腹筋が収縮し，会陰は下降，肛門括約筋の緊張が緩む。これらのいずれかが欠如，もしくは肛門括約筋の奇異性収縮がみられる場合には，骨盤底筋協調運動障害と診断する。

◎初期治療
●便秘を主訴に外来を受診する患者の多くは，すでに市販の下剤を服用して無効であることが多い。**食生活を含む生活習慣の指導は重要だが，まず患者の訴えを改善するため薬物治療を開始する。**
●薬物療法では BSFS 4(平滑で軟らかいソーセージ状の便)を目標とする。

●便秘に対する薬物療法で，第1選択は浸透圧性下剤。本邦では以前から頻用され，安価である酸化マグネシウムが投与されることが多い。ただし，腎機能低下症例(eGFR＜60)では高マグネシウム血症を起こすことがあるので要注意。また併用注意薬が多い。

> [処方例]
> □マグミット® 330 mg錠1回3錠を1日1回夕食後
> ・酸化マグネシウム製剤は胃酸と膵液で効果が活性化されるため，食後の服用が望ましい。1日1回の服用で可。効果発現までに2〜3日を要する。
> ・効果が不十分であれば1日2 gまで増量。定期的に血清Mg値を測定し，高マグネシウム血症に注意する。

●酸化マグネシウムの禁忌がある場合や副作用を認めた場合には，以下を投与する。

> [処方例]
> □ポリエチレングリコール(モビコール)® 1回2包を1日1回から開始。内服のタイミングは患者の生活習慣に合わせる。
> □効果発現は緩徐であるため，増量は2日以上の間隔をあけて行う。1日2包で効果が不十分の場合は，1回2包1日2回朝，夕食後に増量。これでも不十分なら朝2包，夕4包(または朝，夕3包ずつ)に増量。下痢になったら，2包減量もしくは休薬。
> □ラクツロース(ラグノス)®NF経口ゼリー1回2包を1日2回朝，夕食後(効果をみて，最大1日6包まで増量可。効きすぎて水様便になった場合には減量もしくは休薬する)。

●浸透圧性下剤の効果発現は緩徐であり，レスキューとして刺激性下剤を処方し，どうしても必要なときにはこれを頓服してもらう。
●浸透圧性下剤が無効のとき，まず上皮機能変容薬を用いる。

17

その際に，浸透圧性下剤を一旦中止し，上皮機能変容薬単独で効果が不十分であるときに，浸透圧性下剤を加える。

［処方例］
□ルビプロストン（アミティーザ®）12 µg カプセル 1 回 1
　カプセルを 1 日 1 回朝食後
□投与後初期に悪心の副作用が出やすいため（特に若い女
　性），少量から始め，効果をみながら増量する。効果が
　不十分なら，12 µg 錠 1 回 1 錠を 1 日 2 回朝，夕食後，
　さらに 24 µg 錠 1 回 1 錠を 1 日 2 回まで増量可。
□リナクロチド（リンゼス®）0.25 mg 錠 1 回 2 錠を 1 日 1
　回食前。症状により 1 日 0.25 mg に減量する。浸透圧性
　下剤と比較すると，効果発現までの時間が短く，投与後 2
　〜3 時間で下痢をきたすことがあるため，外出の予定のな
　い休日に服用し，反応をみて服用時間を決めるのがよい。
・便秘型 IBS の患者では，腹痛に対しても有効で保険適応
　もある。

●浸透圧性下剤，上皮機能変容薬が無効なら，胆汁酸トランスポーター阻害薬を追加する。

17

［処方例］
□浸透圧性下剤と上皮機能変容薬に加えて，エロビキシ
　バット水和物（グーフィス®）5 mg 錠 1 回 2 錠を 1 日 1 回
　食前。無効時には 1 日 15 mg まで増量可。
□服用して 2〜3 時間後に効果がみられることがある。リ
　ナクロチド同様に，外出する予定のないときに服用し反
　応を確認してから，服用するタイミングを決めるのがよ
　い。

●上記の対応でも効果が不十分である場合には，刺激性下剤を頓用で服用してもらう。

[処方例]
□ピコスルファートナトリウム水和物（ラキソベロン®）
1日1回，10〜15滴就寝前。効果をみて増減。

●便排出障害は下剤が無効。軽度の便排出障害の場合には坐薬で対応する。

[処方例]
□新レシカルボン®坐薬1回1個を1日1回。重症の場合，1日3個までを数日間続けて使用。

上記が無効または中等度以上の便排出障害では，バイオフィードバックなどで治療をするため，消化器専門医にコンサルトする（診断には特殊な検査が必要であり，疑われたら専門医にコンサルトするのが望ましい）。

●オピオイド使用中に発生する便秘（オピオイド誘発性便秘症：OIC）では，ナルデメジントシル酸塩が第1選択。

[処方例]
□ナルデメジントシル酸塩（スインプロイク®）0.2 mg 錠 1日1回1錠

●薬物療法である程度症状をコントロールしつつ，同時に食事指導を行う。

・まず，規則正しく食事を摂ることの重要性を説明する。食事が不規則，または欠食があると，便の量も減り便秘になりやすい。

・食物繊維には不溶性食物繊維と水溶性食物繊維がある。前者は便のかさを増して腸の蠕動運動を促進するのに対して，後者は消化管内でゲル状になり，便塊の移動を良くする作用がある。

・不溶性食物繊維は穀類，イモ類，豆類，キノコ類などに多く含まれる。水溶性食物繊維は海藻や果物に多く含まれる。

- 食物繊維の増量が有効なのは NTC。STC や便排出障害には効果がない。STC の患者で不溶性食物繊維を増やすと、さらに便が硬くなるので注意。
- 食物繊維を増やす場合には，徐々に増やす。一気に増やすと腹部膨満感などの症状を誘発する。

■文献

1. 日本消化器病学会関連研究会 慢性便秘の診断・治療研究会編．慢性便秘症診療ガイドライン 2017．東京：南江堂，2017.
2. Lindberg G, Hamid S, Malfertheiner P, et al. Constipation: a global perspective. World Gastroenterology Organisation Global Guidelines.《https://www.worldgastroenterology.org/UserFiles/file/guidelines/constipation-english-2010.pdf》（2021 年 4 月閲覧）
3. Poterucha J. Constipation. Disorders of the Small and Large Bowel. In: American College of Physicians Medical Knowledge Self-Assessment Program 18. Gastroenterology and Hepatology. Philadelphia: American College of Physicians. 2018.
4. DynaMed [Internet]．Ipswich（MA）: EBSCO Information Services. 1995. Re cord No. T116186, Constipation in Adults; [updated 2018 Dec 03, 2020 年 10 月 閲 覧]. https://www.dynamed.com/topics/dmp~AN~T116186. Registration and login required.
5. Rao SSC. Rectal Exam: Yes, it can and should be done in a busy practice! Am J Gastroenterol. 2018; 113: 635-8. PMID: 29453382

17

■下痢

◎特徴

● 一般に，下痢 diarrhea は便が水分を多く含む状態（ブリストル糞便形状スケールで BSFS 6〜7 に相当）で，1 日の排便回数が 3 回以上ある場合をいう。

● 排便回数が 3 回未満でも，液状の便の場合に下痢を訴えて受診する場合は少なくない。また，便が液状でないものの，頻回に排便があり「下痢」と訴えて受診する場合もある。患者が訴える「下痢」が何を意味するかをまず確認する。

● 4 週間未満の下痢を「急性下痢」，4 週間以上続く下痢を「慢性下痢」と定義。急性下痢のうち，2 週間以上 4 週間未満の下痢を「持続性下痢」とすることもあるが，本項では急性下痢と慢性下痢の 2 つに分ける。持続性下痢の場合，急性下痢が遷延したものが多い。

・急性下痢の多くは感染が原因であるのに対して，慢性下痢は感染以外を起因とすることが多く原因はさまざま。そのため，下痢に対するアプローチは急性下痢と慢性下痢で大きく異なる。

・まず，下痢がどのくらい続いているかを確認し，それに基づいたアプローチを行う。

◆急性下痢

◎病歴で聞くべきこと

● 急性下痢の場合：大半は感染性で，先進国ではウイルス感染が最も多く，大部分は自然治癒する。そのため，それ以外の原因による急性下痢と重症例または重症化のリスクのある症例を見逃さない。**具体的には，以下を確認する。**

● **重症度の判断，重症化の予測**
・経口摂取が可能か，立ちくらみ，めまいなど脱水を疑う症状はないか。
・免疫調節薬の服用，免疫抑制をきたす併存疾患はないか。

● **原因の推定**
・服用薬の確認（薬剤の副作用による下痢は意外に多い。市

販薬も含めて確認する)
・非炎症性か炎症性かを区別して考えると原因推測に役立つ。
①非炎症性下痢は水様便で大量。ときに悪心，嘔吐を伴い，発熱はないことが多い。多くはウイルス感染による。他に腸管毒素原性大腸菌(ETEC)，セレウス菌，ウェルシュ菌(*Clostridium perfringens*)，黄色ブドウ球菌，コレラ菌など。
②炎症性の場合，1回の便量は多くなく，ときに血性下痢でテネスムスを伴うことがある。発熱を伴うことが多い。侵襲性の細菌感染によるものが多く，抗菌薬投与の適応になることもある。ただし，志賀毒素産生性大腸菌(STEC：別名，腸管出血性大腸菌)による下痢では，血便(血そのものが出てくる)はあるものの微熱程度。

●以下のような症状・病歴は原因を推定する手がかりになる(**「腸管感染症」**の項も参照)。

□血性下痢：サルモネラ，赤痢，カンピロバクター，STEC，*Clostridioides difficile*，アメーバ赤痢，エルシニア
□血性下痢を伴う発熱がない腹痛：STEC
□米のとぎ汁様の下痢：コレラ
□最近の抗菌薬使用：*C. difficile*
□最近の入院歴：*C. difficile* または治療の副作用
□妊婦：リステリア
□発展途上国への旅行：ETEC が最も多い(他に赤痢，サルモネラ，アメーバ赤痢，ジアルジア，クリプトスポリジウム，サイクロスポラ，腸管感染を起こすウイルス)

18

●その他
・便培養検査を提出すべき症例か(表2-11)。
・集団食中毒の可能性があるか(保健所への届け出が必要)。
・発症が急か緩徐か・期間，排便の回数。

表2-11 便培養検査の適応

血性下痢
重症例(重度の脱水, 高熱または低体温, 意識障害)
3～7日以上症状が持続
免疫抑制状態(ステロイド服用, HIV感染など)
重症の併存疾患をもつ高齢者(65歳以上)
炎症性腸疾患(細菌感染, CDIとの鑑別)
集団発生を疑う場合
最近3カ月以内の抗菌薬使用歴または入院歴(CDIの可能性)
入院後3日以上経過してからの下痢(CDIの可能性)

CDI：Clostridioides difficile 感染症

◎鑑別診断
● 感染性下痢(圧倒的に多い。特にウイルス性)
● 薬剤の副作用(薬剤服用開始時期との関連)
● CDI(抗菌薬服用歴, 入院歴)
● 虚血性大腸炎

◎身体診察・検査
● 検査を行う目的は, 重症度と合併症の把握, 原因検索。
● 軽症例での検査は不要。重症例では, 血算, 白血球分画, 電解質, 腎機能などを確認。便培養, CDトキシンを確認する場合は表2-11を参照。
● 身体診察では, 必ずバイタルサインを確認する。血圧, 脈拍の起立性変化, 発熱または低体温, 意識障害がないかを確認。

◎初期治療
● ほとんどは対症療法で問題ない。
● 経口摂取が可能なら, 経口補水液を勧める。
● 感染性腸炎に対する抗菌薬の投与については**「腸管感染症」**の項参照。

◆慢性下痢
● 画一的なアプローチがないので, 何を疑うかで対応を変える。
● 臨床現場で遭遇する慢性下痢のうち, 比較的頻度の高いも

のは，下痢型過敏性腸症候群(IBS-D)と医原性下痢(薬剤性，腹部手術後，放射線治療後)である。まず病歴聴取で医原性下痢の可能性がないかを確かめつつ，器質的疾患の除外に注意を払う。

● IBS-D の診断は，Rome IV 基準に準じて行う(**「過敏性腸症候群」**の項参照)。**排便の 25%以上が下痢で，排便に関連した腹痛が存在することが重要である(必ずしも排便後に改善しなくてもよい)。**排便に関連した腹痛がなければ IBS 以外を考える。

◎病歴で聞くべきこと

●便の性状(水様便，血便，脂肪便)。ただし患者が便の性状を正確に把握することは難しいので，情報に執着しない。スマートフォンでの便の画像があると役に立つ。
●市販薬を含む薬剤の服用歴(サプリメントを含む)
●発症時の年齢(**中高年での発症であれば，IBS 以外をまず疑う**)
●腹部の手術歴，放射線照射歴
●随伴症状(体重減少，血便，発熱，皮疹，関節痛など)の有無
●就寝中の慢性的な下痢の有無(ありの場合，器質的疾患の可能性が高くなる)
●食事との関連。絶食で下痢が改善するか(改善する場合には浸透圧性下痢や胆汁酸吸収障害が考えられる)。

◎鑑別診断

● IBS-D
●医原性下痢(特に薬剤の副作用によるもの)
●**便失禁**(この段階で見逃すと，的外れな精査をすることになるので，必ず鑑別疾患に加える)
●炎症性腸疾患
●宿便，遠位大腸の狭窄などによる溢流性下痢
●小腸の広範な粘膜傷害(Crohn 病，腸管切除など)
●慢性膵炎

18

◎身体診察・検査

- 便失禁の可能性が考えられるときは，必ず直腸指診を行う。診察時に肛門を締めてもらい，肛門括約筋の緊張状態を確認する。

- 直腸指診で直腸に硬い便を触れるときは，宿便に伴う溢流性下痢を疑う（寝たきりの患者などでみられる）。

- 血液検査：血算，炎症所見（CRP，ESR），電解質，腎機能，肝臓検査，ビタミン B_{12}，葉酸，カルシウム，フェリチン，TSH を評価。

- 便潜血陽性の場合，炎症性腸疾患（IBD），放射線性大腸炎，アメーバ赤痢，大腸癌などの大腸疾患が疑われる。便潜血陽性の場合や肉眼的血便を伴うときは，大腸の炎症，腫瘍が原因の可能性が高いので，まず大腸内視鏡検査（CS）を行う。

- 便中カルプロテクチンは IBD の診断補助に使用可能。IBD が疑われ，下痢，腹痛，体重減少などの症状が 3 カ月以上持続し，感染症が否定され，肉眼的血便を認めないときに適応がある。陽性なら CS で評価する。

- 感染のリスクがある患者では，便中寄生虫卵の有無を確認する。単回では感度が低いので，複数回施行する。

- 細菌感染が慢性下痢を起こすことは少ないが，エロモナスやプレジオモナスが原因となることがあるので培養で確認する。検査室には目的菌を伝える。

- 脂肪便を疑う場合，便の Sudan 染色で脂肪滴の有無をみる。脂肪便があれば，慢性膵炎などによる膵外分泌低下，小腸の広範な粘膜傷害などが考えられ，まず CT で評価。小腸病変を疑う場合は，小腸造影，CT enterography，MR enterography などで評価。

- 便の検査で炎症性下痢と脂肪性下痢が否定され，浸透圧性下痢が否定的なら CS で顕微鏡的大腸炎の有無を評価する。顕微鏡的大腸炎を除外するため，肉眼的に正常でも必ず脾彎曲より近位側から生検をする（**S 状結腸までの観察では約 4 割を見逃すので，全結腸の観察が望ましい**）。

- 腸管の解剖学的異常（術後で blind-loop が存在，Crohn 病で腸管間の瘻孔が存在する場合など），機能異常を伴うとき（他疾患に伴う蠕動低下など）は小腸内細菌異常増殖

(SIBO)の原因となり，下痢の原因となる。診断は水素呼気試験だが，本邦では一般に施行できない（一部の医療機関で施行できるが，**保険適応なし**）。

●水様性下痢（炎症性，脂肪性が否定的）で診断がつかないときには，便の Na，K，pH 測定が役に立つことがある。Na，K は浸透圧較差を計算するために必要。

※　便の浸透圧較差＝290－2×(Na＋K)
　　上記が 100 以上あれば，浸透圧性下痢を疑う。原因には，マグネシウム，硫酸塩，リンなどの摂取過剰（主にマグネシウムを含む薬剤），糖質の吸収障害，もしくは吸収されない糖類（ソルビトールなど）の摂取過剰がある。

●便 pH が 6 以下の場合，糖類の吸収障害を疑う（吸収されない糖類が大腸で細菌に分解され，短鎖脂肪酸が産生されることによる）。

初期治療

●治療は原因による。
●慢性下痢により起きた脱水，ビタミン B_{12} などの補正。
● IBS-D にはラモセトロン（イリボー®）を投与（男性 5 μg 1 日 1 回，女性 2.5 μg 1 日 1 回）。
● SIBO を疑った場合，確定診断をつける検査法はないので，臨床的に診断し治療。抗菌薬として，テトラサイクリン，メトロニダゾール，アモキシシリン/クラブラン酸など。

[処方例]
□メトロニダゾール（フラジール®）250 mg 錠 1 回 2 錠 を 1 日 3 回 14 日間。
・診断がつかないなら，症状の程度によっては止痢薬を用いる。

[処方例]
□ロペラミド錠 1 mg 1 回 1 錠を 1 日 1～2 回

■肝臓検査異常

◎特徴

● 「肝機能検査」は，アミノトランスフェラーゼ，胆道系酵素，血清ビリルビン，総蛋白，アルブミン，プロトロンビン時間（PT）などの総称である。

● これらの数値は必ずしも肝臓の機能を反映するものではない。厳密な意味では「肝機能検査」という呼称は誤り。これらの数値は，肝疾患以外でも異常値を示す場合があることに留意すべき。

● 実際に「肝機能検査」という用語は広く用いられており，医療者間コミュニケーションではこの用語を用いざるをえない場合が多い。上述した内容を理解したうえで，あえてこの単語を用いるのであれば問題ないと考える。

● 本項では上記の検査項目を「肝臓検査」として扱う。

● 一般に肝臓に関連した血液検査には以下がある。

> ①アミノトランスフェラーゼ（AST，ALT）：肝細胞の障害で上昇するが，その他の原因でも上昇を認めうる。
> ②胆道系酵素（ALP，γ-GTP）：主に胆汁うっ滞があると上昇する。
> ③その他：血清アルブミンやPTは肝臓の合成能を反映する。また，ビリルビンは肝臓での抱合に影響を受ける。

◎病歴で聞くべきこと

● 肝胆道系疾患を示唆する症状がないか確認する。

・ 悪心，嘔吐
・ 腹痛
・ 倦怠感
・ 発熱
・ 体重減少
・ 黄疸，褐色尿，灰白色の便

● 既往歴

●服用薬(市販薬，サプリメントを含む)
●飲酒
●家族歴(特に肝疾患)
●輸血歴
●最近の海外渡航歴(特に肝炎の流行地域)，喫食歴
●その他肝炎のリスクが高くなるような行為の有無(タトゥー，不特定多数との性行為など)

鑑別診断

●肝臓検査での異常値に遭遇した場合，まずそれが本当であるか再検で確認する。再検でも異常を認めたなら，以下のどのパターンに属するか分類してから鑑別診断を考える。

①**肝細胞障害**：アミノトランスフェラーゼ値が高い。胆道系酵素の値は正常もしくは比較的軽度の上昇にとどまる。
②**胆汁うっ滞**：胆道系酵素が高値。アミノトランスフェラーゼ値は正常もしくは比較的軽度の上昇にとどまる。
③**ビリルビン値単独の上昇**

●上記①と②を分類するときにR比が有効(Am J Gastroenterol. 2014; 109: 950-66. PMID: 24935270)。

R比＝(ALT/ALTの正常上限)÷(ALP/ALPの正常上限)
　R比>5　肝細胞障害
　R比<2　胆汁うっ滞
　R比2〜5　混合性

①肝細胞障害の場合

●アミノトランスフェラーゼのうち，ALTは肝臓，腎臓，心筋などに存在するが，なかでも肝臓に多く局在する。一方，ASTは肝臓以外に心筋，骨格筋，腎臓，脳，肺，赤血球などにも含まれる。
●したがってALTがより肝臓に特異的である。ALTが正常もしくはごく軽度の上昇であるのに対して，ASTが有意

に上昇している場合には，肝臓以外の原因を考える。
●肝疾患以外でアミノトランスフェラーゼが高値を示すものに（主に AST が上昇），心筋梗塞，心筋炎，横紋筋融解症，溶血，腎梗塞，甲状腺機能異常などがある。
●アミノトランスフェラーゼ値が上昇する原因を表2-12に示す。
●アミノトランスフェラーゼ値が1,000 IU/L 以上になる著

表2-12　AST，ALT 上昇の原因

肝疾患（AST＞ALT のことが多い）

アルコール性肝疾患
肝硬変
虚血性肝炎
うっ血性肝症
急性 Budd-Chiari 症候群
肝動脈損傷・血栓・閉塞
完全静脈栄養（TPN）

肝疾患（ALT＞AST のことが多い）

非アルコール性脂肪性肝疾患（NAFLD）
　脂肪肝
　非アルコール性脂肪肝炎（NASH）
慢性ウイルス性肝炎
急性ウイルス性肝炎
薬剤性肝障害
　処方薬
　漢方薬，サプリメント
　市販薬
毒素による肝炎（テングタケ属 Amanita への曝露）
ヘモクロマトーシス
自己免疫性肝炎
Wilson 病
α_1-アンチトリプシン欠損症
セリアック病
急性胆管閉塞
肝外傷
肝手術後
静脈閉塞/類洞閉塞症候群
癌の肝臓へのびまん性浸潤
HELLP 症候群
妊娠性急性脂肪肝
敗血症
血球貪食性リンパ組織球症

肝臓以外

骨格筋損傷/横紋筋融解症
心筋損傷
甲状腺疾患
マクロ AST 血症
激しい運動
熱中症
溶血
副腎不全

（Kwo PY, et al. ACG Clinical Guideline: Evaluation of Abnormal Liver Chemistries. Am J Gastroenterol. 2017; 112: 18-35. PMID: 27995906 より）

明な上昇は，急性ウイルス性肝炎，薬剤性肝障害，虚血性肝炎（ショック肝），総胆管結石による総胆管閉塞にほぼ限定される。

●アルコール性肝障害では，AST/ALT 比>2 で，多くの場合 AST は 300 IU/L を超えない。

●アルコール性肝疾患以外では ALT>AST のことが多い。アルコール性肝疾患以外でも，肝臓の線維化が進むと AST/ALT 比>1 となるが，比が 2 を超えることはない。

●肝硬変，肝癌，アルコール性肝障害では AST が優位に上昇する傾向にある。また，急性肝炎の初期でも AST>ALT となる。ALT の半減期は AST の半減期に比して長いため，急性肝炎では，その後 AST<ALT となる。

②胆汁うっ滞の場合

●胆汁うっ滞では ALP と γ-GTP の両者が上昇する。ALP は骨，小腸，胎盤にも含まれる。ALP 単独の上昇では，胆汁うっ滞以外の原因を考える。

●血液型 B と O の患者では，小腸型 ALP が高値を示し，特に食後に高くなる。アイソザイムで ALP5 が上昇，もしくは絶食後の再検で ALP 値が低下すれば小腸型 ALP と考えられる。ただし，IFCC 法では小腸型 ALP に対する反応性が広く抑えられている。

●肝外の原因として総胆管結石，胆管癌，膵頭部癌などが鑑別に挙がる。肝内の疾患としては原発性胆汁性胆管炎（PBC）や肝腫瘍，肝臓にびまん性に浸潤する病態（サルコ

19

イドーシスなど)が鑑別に挙がる。

●γ-GTP 単独の上昇は飲酒や非アルコール性脂肪性肝疾患
（NAFLD)，抗てんかん薬服用中などでみられる。

③ビリルビン値単独の上昇（「黄疸」の項参照）

●アミノトランスフェラーゼ値や胆道系酵素の上昇を伴うビ
リルビン上昇では，肝胆道系の疾患を考え，上記の肝細胞
障害または胆汁うっ滞の場合に基づくアプローチをする。

●ビリルビン値単独の上昇では間接ビリルビンと直接ビリル
ビンの割合に着目して鑑別診断を絞り込む。

●直接ビリルビン値が総ビリルビン値の 15%未満の場合，
まず溶血性疾患を考える。ハプトグロビン，LDH（乳酸デ
ヒドロゲナーゼ），血算および末梢血液像が正常であれば，
薬剤の副作用もしくは体質性黄疸（多くは Gilbert 症候群）
が考えられる。

●直接ビリルビン値の割合が総ビリルビン値の 15%以上の
場合（多くは 50%以上）には，Dubin-Johnson 症候群また
は Rotor 症候群が考えられる。

◎身体診察・検査

●身体診察では以下に示す慢性肝疾患を疑う所見がないか確
認する。

19

```
□肝性脳症，羽ばたき振戦
□黄疸（白色光の下で観察する）
□くも状血管腫
□女性化乳房
□手掌紅斑
□腹水
□脾腫
```

●「鑑別診断」で述べたパターンのどれに属するかを考えて
検査を行う。

肝細胞障害の場合：薬剤（市販薬やサプリメントを含む）とア
ルコールの影響を考えて，可能であればこれらを中止すると
同時に以下の検査を行う。

□アミノトランスフェラーゼ，胆道系酵素，総蛋白，アルブミン，ビリルビン(分画を含む)，PT
□腹部超音波検査
□肝炎ウイルス検査(IgM-HA 抗体，IgG-HA 抗体，HBs 抗原，HBs 抗体，HBc 抗体(IgG, IgM)，HCV 抗体，病歴から疑えば IgA 型 HEV 抗体)
□抗核抗体(ANA)，抗平滑筋抗体(ASMA)，IgG
□甲状腺機能
□末梢血に異型リンパ球を認める場合には，EBV，CMV の検索を行う。
□病歴から Wilson 病やヘモクロマトーシスを疑う場合には，セルロプラスミン，フェリチンを調べる。
□上記で診断に至らないときは肝生検を考慮する。

胆汁うっ滞の場合：まず薬剤性でないかを考える。そのうえで，以下の検査を行う。

□アミノトランスフェラーゼ，胆道系酵素，総蛋白，アルブミン，ビリルビン(分画を含む)，PT
□腹部超音波検査で肝外胆管の病変(総胆管結石，胆管癌など)の有無を確認。必要に応じて，CT や MRI/MRCP を行う。
□肝外胆管に異常がなければ，抗ミトコンドリア抗体(AMA)を確認する。
□血液検査，画像検査で診断に至らないとき，肝生検を考慮する。

ビリルビン値上昇の場合：

□直接ビリルビン値が，総ビリルビン値の 15％未満の場合には溶血を疑い，血算，末梢血液像，網状赤血球，LDH，ハプトグロビンなどを調べる。

19

□直接ビリルビン値が総ビリルビン値の15％以上の場合，肝細胞障害，肝内または肝外胆管の異常を疑う。まず腹部超音波検査で肝外胆管の狭窄，閉塞，肝内胆管の拡張がないかを確認する。これらがなければ，抗ミトコンドリア抗体，抗核抗体，抗平滑筋抗体，甲状腺機能を確認する。

初期治療

●治療，対応は原因疾患による。薬剤性の場合，可能であれば原因となる薬剤を中止して，必要に応じて代替薬を用いる。

●アミノトランスフェラーゼが著明に上昇した症例では，特に意識障害やPTの延長に注意する。肝不全の徴候や肝不全に進展する恐れのある患者では，すぐに消化器専門医にコンサルトする。

■文献

1. Chalasani NP, Hayashi PH, Bonkovsky HL, et al. ACG Clinical Guideline: the diagnosis and management of idiosyncratic drug-induced liver injury. Am J Gastroenterol. 2014 ; 109 : 950-66. PMID : 24935270
2. Kwo PY, Cohen SM, Lim JK. ACG Clinical Guideline: Evaluation of abnormal liver chemistries. Am J Gastroenterol. 2017 ; 112 : 18-35. PMID : 27995906

■黄疸

●特徴

●黄疸 jaundice は，血液中のビリルビン上昇により，皮膚
などの黄染を認めること。ビリルビンの過剰産生，ビリル
ビンの肝臓への取り込みの障害，肝細胞でのビリルビン抱
合の障害，肝細胞の炎症，胆管閉塞などにより起こる。

●病歴で聞くべきこと

●多くは肝胆疾患が原因。以下の項目を確認する。

□肝疾患の既往
□肝・胆道疾患の既往や手術歴
□最近の海外渡航歴(特に肝炎の流行地)，喫食歴(牡蠣，
　豚肉や鹿肉の生食)，肝炎のリスク因子となるような
　行動歴がないか(違法薬物の静脈注射，不特定多数と
　の性行為など)
□輸血歴(**特に高感度のＣ型肝炎検査が導入された 1992
　年以前**)
□市販薬やサプリメントを含めた服薬内容
□飲酒(具体的な摂取量，頻度，期間)
□発熱，倦怠感，悪心・嘔吐，体重減少，腹痛などの随
　伴症状
□肝疾患の家族歴
□溶血性疾患の家族歴(遺伝性球状赤血球症など)

●鑑別診断

●以下の２点に着目して鑑別診断を考える(表2 13)。

□間接ビリルビンと直接ビリルビンのどちらが優位に上
　昇しているか
□アミノトランスフェラーゼまたは/かつ胆道系酵素の
　上昇を伴うか(これらの異常を伴う場合には**「肝臓検
　査異常」**の項参照)

20

表2-13 黄疸の原因

間接ビリルビンの上昇

溶血
無効造血
大きな血腫の吸収
Gilbert 症候群
Crigler-Najjar 症候群
ヘモグロビン異常症(鎌状赤血球症,サラセミアなど)
甲状腺機能亢進症
薬剤
輸血後
慢性肝疾患(進行した肝硬変などでビリルビン抱合の障害がある
　とき)

直接ビリルビンの上昇

肝外胆管の閉塞
　総胆管結石
　腫瘍による総胆管閉塞または狭窄
　原発性硬化性胆管炎
　AIDS 胆管症
　寄生虫(ヒト回虫の胆道への迷入)
　慢性膵炎
　手術後などの胆管狭窄
肝細胞障害または肝内胆汁うっ滞
　ウイルス性肝炎
　アルコール性肝障害
　原発性胆汁性胆管炎
　非アルコール性脂肪肝炎
　薬剤性肝障害
　敗血症
　サルコイドーシス
　リンパ腫
　原発性肝癌
　転移性肝癌
　自己免疫性肝炎
　虚血性肝炎
　Wilson 病
　ヘモクロマトーシス
　中心静脈栄養
　妊娠肝内胆汁うっ滞
　良性反復性肝内胆汁うっ滞
　Dubin-Johnson 症候群
　Rotor 症候群

溶血発作を起こすと,間接ビリルビン優位の上昇をきたす

- 間接ビリルビン優位の上昇は，体質性黄疸を除けば溶血を代表とする血液疾患がほとんど。一方，直接ビリルビンが上昇する場合は肝胆疾患によるものが大半で，通常はアミノトランスフェラーゼまたは胆道系酵素の上昇を伴う。
- 直接ビリルビンが総ビリルビン値の 15%未満の場合には，間接ビリルビン優位と判断する。
- 間接ビリルビン優位の黄疸の原因には，溶血（血管内および血管外），無効造血，大きな血腫などがある。これらでは，通常 LDH が上昇。また溶血ではハプトグロビンが低下。
- 間接ビリルビンが優位な上昇で，上記がなければ Gilbert 症候群の可能性が高い。Gilbert 症候群では，通常総ビリルビン値が 3 mg/dL 以下で 6 mg/dL を超えることはない。
- 直接ビリルビンが総ビリルビン値の 15%以上の場合，肝細胞障害，肝内または肝外胆管の異常が考えられる。これらでは，アミノトランスフェラーゼの上昇または胆道系酵素の上昇を伴う。アミノトランスフェラーゼ値，胆道系酵素値が正常で，直接ビリルビンが単独で上昇し，総ビリルビン値の 50%程度を占める場合には，Dubin-Johnson 症候群または Rotor 症候群が疑われる。

◎身体診察・検査

- 血清ビリルビン値が 2.5〜3 mg/dL 以上になると，黄疸を肉眼で認識できるようになる。眼球結膜の黄染が早期より認識しやすい。**眼球結膜の次に認識しやすいのは舌下。軽度の黄疸の場合，蛍光灯の光の下では認識しにくい。**
- カロテンを多く含む野菜，果物を過剰に摂取した際にみられる柑皮症でも皮膚の黄染を認める。柑皮症の多くは，手掌，足底，鼻唇溝に黄染を認め，全身が黄色くなることは少ない。**黄疸では眼球結膜の黄染を認めるのに対し，柑皮症では眼球結膜の黄染がないことから，両者を鑑別できる。**
- 慢性肝疾患で認められるくも状血管腫，女性化乳房，手掌紅斑，腹水，脾腫などがないか確認。
- 血液疾患では脾腫を認めることがある。また，貧血のため眼瞼結膜が蒼白になる。
- 血液検査は，血算，総ビリルビンおよびビリルビン分画，

アミノトランスフェラーゼ，ALP，γ-GTP，アルブミン，プロトロンビン時間をまず調べる。
- 直接ビリルビン優位なら，まず腹部超音波で肝外胆管の閉塞，狭窄がないかを確認。異常がなければ，肝細胞障害か肝内胆汁うっ滞を考える。
- 肝細胞障害の場合，アミノトランスフェラーゼ値が上昇する。病歴から疑われる疾患を考えて肝炎ウイルスマーカーなどの追加検査を行う。
- 肝内胆汁うっ滞では原発性胆汁性胆管炎（PBC）などが鑑別に挙がるが，通常はビリルビン単独の上昇ではなく胆道系酵素の上昇を伴う。PBC が疑われたら，抗ミトコンドリア抗体を確認する。
- 間接ビリルビン優位な上昇であれば，溶血などを疑う。追加の検査で LDH 上昇，ハプトグロビン低下，網状赤血球増加があれば溶血を疑う。

初期治療
- 溶血などの血液疾患の場合，原疾患に対する治療を行う。
- Gilbert 症候群，Dubin-Johnson 症候群，Rotor 症候群は治療不要。
- 急性肝炎をはじめとする肝疾患では，個々の疾患に応じた対応をする。
- 肝外胆管の狭窄，閉塞による黄疸の場合には，診断をつけると同時に，胆管ドレナージが必要となることが多い。
- 肝細胞障害または肝内胆汁うっ滞と考えられて診断が確定しないときには，肝生検を行う。ただし，肝生検の結果により治療が変わるのは，肝生検を行った症例の約 1/3 と報告されており（Prim Care. 2011; 38: 469-82. PMID: 21872092），適応についてはよく考える。

■文献

1. Winger J, Michelfelder A. Diagnostic approach to the patient with jaundice. Prim Care. 2011; 38: 469-82. PMID: 21872092

■体重減少

特徴

●通常の体重の 5％以上の減少が 6 カ月〜1 年以内にある場合，病的な体重減少と考える。ただし，治療の効果や意図する体重減少は除く。

病歴で聞くべきこと

●まず，体重減少が意図的なものか，治療によるものかを確認する。
●体重減少は非特異的な徴候であるため，原因を検索するうえで随伴する症状がないかに注意して病歴を聴取する。また，重篤な疾患が隠れている可能性があることを意識して病歴を聴取する。
●摂食障害がないか（摂食障害の問診は**「食欲低下」**の項参照）。
●具体的な体重の変化。いつからいつまでにどのくらい減少したか（**意外に正確でないことが多い**）。体重減少のパターン（**進行性の場合，重篤な疾患の存在を疑う**）。
●食欲の有無。
●食生活（食事を抜いたり，不規則になっていないか）
●活動量（活動量に見合った食事でないと体重が減少しうる）
●服用薬：副作用で体重減少をきたしていることがある。
●その他の症状：随伴症状を拾い上げるために review of systems（ROS）を用いる。発熱，呼吸困難，悪心・嘔吐，胸痛，腹痛，便秘，下痢など，原因を絞り込む手がかりとなるような症状を探す。
●身体的症状に加えて，抑うつ状態など精神的な症状に関しても聞く。うつ病のスクリーニングとして，「二質問法」がある。以下の 2 項目を尋ねて 1 項目でも該当すると，うつ病の診断において感度 96％，特異度 57％と報告されている（J Gen Intern Med. 1997; 12: 439-45. PMID: 9229283）。
① 「この 1 カ月間，気分が沈んだり，憂うつな気持ちになったりすることがよくありましたか？」
② 「この 1 カ月間，どうも物事に対して興味がわかない，

あるいは心から楽しめない感じがよくありましたか？」

鑑別診断

- ●体重減少の原因は多岐にわたる。主な原因として，悪性腫瘍，進行した慢性疾患，慢性感染症，内分泌・代謝疾患，精神疾患がある。
- ●悪性疾患のなかで，消化管癌，膵癌，肺癌，リンパ腫，腎癌，前立腺癌でしばしば体重減少がみられる。その他の悪性腫瘍でも，進行した状態では体重減少を伴うことが多い。多くの場合には，体重減少以外の症状や身体所見の異常を認める。
- ●腫瘍以外の消化器疾患である消化性潰瘍，炎症性腸疾患などでも体重減少がみられる。
- ●多くの慢性感染症で体重減少がみられる。一例として HIV 感染，結核，真菌感染がある。
- ●進行した慢性疾患，たとえばうっ血性心不全，COPD，肝硬変，慢性腎臓病の進行した状態では体重減少を伴うことが多い。
- ●内分泌・代謝疾患で体重減少をきたすものとして，甲状腺機能亢進症，コントロール不良の糖尿病，副腎不全，褐色細胞腫がある。
- ●体重減少のその他の原因として，うつ病，摂食障害，神経疾患(脳卒中，認知症，Parkinson 病，筋萎縮性側索硬化症など)，薬剤の副作用がある。

21

身体診察・検査

- ●体重減少は非特異的な徴候であるため，原因の手がかりとなる身体所見がないかを意識して診察する。
- ●注目する所見として，以下がある。

□貧血，黄疸，甲状腺腫，表在リンパ節腫大，腹部腫瘤
□心不全・COPD・慢性肝疾患の所見
□高齢者では認知機能の評価を行う。

●初診時の検査として以下を調べる。

□血算および白血球分画，電解質，血糖，HbA1c，カルシウム，腎機能，肝臓関連，CRP，甲状腺機能。**必要に応じて HIV 抗体，胸部 X 線検査，便潜血**など。

●消化管の悪性腫瘍を疑う場合には，EGD，CS，腹部超音波，腹部 CT などを行う。

◎初期治療
●原因疾患に応じた治療を行う。
●**摂食障害やうつ病を疑う場合には精神科医へコンサルト。**
●精査で原因が同定できないときには，注意深く経過観察する。

■文献

1. Whooley MA, Avins AL, Miranda J, et al. Case-finding instruments for depression. Two questions are as good as many. J Gen Intern Med. 1997; 12: 439-45. PMID: 9229283

21

■消化管出血

●特徴

●従来から Treitz（トライツ）靱帯より口側の出血を上部消化管出血，肛門側の出血を下部消化管出血と定義されている。下部消化管出血の大半は大腸からの出血である。

●最近は，バルーン内視鏡やカプセル内視鏡など小腸を検索するモダリティが発達し，小腸からの出血を同定できることが多くなり，米国のガイドラインでは，上部消化管出血，小腸出血，大腸出血に分類することが提唱されている（Am J Gastroenterol. 2015; 110: 1265-87. PMID: 26303132）。

●上部消化管および大腸に加えて，小腸の精査を行っても出血源を同定できない場合は，原因不明の消化管出血 obscure gastrointestinal bleeding（OGIB）と呼ぶ。

□**吐血 hematemesis**：鮮血またはコーヒー残渣様の血液を口から吐くことをいう。鮮血の場合は，活動性の出血を疑う。

□**下血 melena**：主に上部消化管出血でみられ，黒色のコールタール様の便を指す。小腸や右側結腸からの出血でも黒色〜暗赤色となりうる。血液が消化管内に少なくとも半日以上とどまると黒色便になる。

□**血便 hematochezia**：鮮血〜えび茶色の血液が便に混じったもの。主に大腸からの出血でみられるが，大量の上部消化管出血でもみられる。

□本邦では下血と血便が混同されて，もしくは同義語として用いられている。便に含まれる血液の性状は，出血部位の推定に大切な情報であるため，医療者間コミュニケーションにおいて，正しい用語を用いることはきわめて重要である。

●病歴で聞くべきこと

●病歴を聞き始める前にバイタルサインを確認し，ABC（A：気道，B：呼吸，C：循環）の安定化を図る。不安定なバイ

タルなら，末梢に静脈路を確保し(20G 以上の太さで 2 本確保が望ましい)，バイタルを安定させることを最優先する。並行して病歴を聴取する。

●本当に消化管出血なのか。鼻出血，口腔・咽頭からの出血，喀血，性器出血など消化管以外からの出血でないかを確認する。

●急性の大量出血では失神，前失神のため搬送されることがあるので要注意。

●患者または医療者が肉眼で認識できる顕性出血か，あるいは両者とも肉眼で認識できない不顕性出血か。後者は便潜血や鉄欠乏性貧血を契機に発見されることが多い。

●随伴症状：腹痛，めまい，悪心，嘔吐，体重減少，嚥下困難など。**鑑別診断を考えるうえで重要。**

●手術歴，NSAIDs 服用歴，消化性潰瘍の既往，過去の内視鏡検査の結果，肝疾患の既往：出血源を推測するうえで有用。また，**腹部手術に関する情報は内視鏡によるアプローチを選択するときに重要となる。**

●心疾患の有無：心疾患をもつ患者では，抗血栓薬を服用している場合があることに加えて，出血が狭心症，心筋梗塞，心不全を惹起することがあり注意する。

●服用薬：抗血栓薬，NSAIDs は消化管出血と関連する。β遮断薬を服用していると，相当量の出血があっても頻脈をきたさないことがある。

◎鑑別診断

●一般に下血は上部消化管から小腸，血便は大腸からの出血を考える。ただし，血便をきたす患者のうち約 10〜15% は上部消化管出血によると報告されている。バイタルが不安定になるような大量の上部消化管出血では血便になる。

●一方，頻度は少ないものの，右側結腸からの出血が暗赤色から黒色便になることがある。便の色は，消化管内の血液の滞留時間に影響を受ける。

●上部消化管出血の可能性を高くする所見として以下がある(JAMA. 2012; 307: 1072-9. PMID: 22416103)。

□上部消化管出血の既往
□患者の黒色便の報告
□診察で黒色便を認める。
□経鼻胃管の洗浄で血液またはコーヒー残渣様の物質を
　認める。
□ BUN/Cr比＞30

●一方，下部消化管出血の既往がある場合，肛門から凝血塊
　が排出された場合には，上部消化管出血の可能性が低くなる。
●出血部位ごとの主な鑑別診断を表2-14〜2-16に示す。

表2-14　上部消化管出血の主な鑑別診断

消化性潰瘍	消化管腫瘍（胃癌，食道癌など）
食道静脈瘤，胃静脈瘤	毛細血管拡張症
Mallory-Weiss症候群	胃前庭部毛細血管拡張症（GAVE）
胃・十二指腸びらん	門脈圧亢進症性胃症
逆流性食道炎	Dieulafoy病変

表2-15　大腸出血の主な鑑別診断

大腸憩室	大腸癌，大腸ポリープ
虚血性大腸炎	血管異形成
感染性腸炎	痔疾
炎症性腸疾患	直腸粘膜脱症候群
大腸ポリープ切除後	放射線性直腸炎

表2-16　小腸出血の主な鑑別診断

血管異形成	Dieulafoy病変
Crohn病	Meckel憩室
ポリポーシス症候群	小腸腫瘍
小腸潰瘍	

◎身体診察・検査

●バイタルサインの確認。循環血液量減少の徴候（低血圧，
　頻脈，起立性低血圧など）がないか。
●**意識状態**：出血により血圧が下がると意識状態が悪化する。
　また，肝硬変患者では肝性脳症が惹起されることがある。

- **呼吸状態**：吐血では誤嚥している可能性がある。またショックにより頻呼吸をきたしうる。
- **慢性肝疾患の所見**（くも状血管腫，女性化乳房，手掌紅斑，腹水，黄疸など）があれば，静脈瘤出血を疑う。食道静脈瘤出血は致死率が高いので注意する。
- 腹部診察では腹水，脾腫，腫瘤，手術痕の有無をみる。
- 直腸診で便の色を確認する
- 経鼻胃管を挿入して，胃内容物の吸引や胃の洗浄を行う場合もあるが，**筆者は推奨しない**。食道静脈瘤を傷つけたり，誤嚥の可能性があること，経鼻胃管による洗浄で胃内の血液を完全に除去することが難しいこと，血液が吸引されなくても上部消化管出血を否定できないなどの理由による。
- 初診時の血液検査では，血算，生化学，凝固，**また輸血が必要となる可能性を考慮**し，血液型，クロスマッチ，抗体スクリーニングを行う。
- 急性出血では，ヘマトクリット値，ヘモグロビン値の低下が実際より遅れて出現するので，**出血量はバイタルサインなどとあわせて推測することが重要**。大量出血の場合には，これらの値にかかわらず輸血を行う。
- **心電図**：特に虚血性心疾患をもつ患者や，そのリスクをもつ患者に行う。
- 上部消化管出血のリスク層別化には Glasgow-Blatchford スコアが有用（表2 17）。スコアの点数が高いほどリスクが高い。スコア1点以下は低リスクで待機的に EGD を行ってよい。
- 下部消化管出血に関しては，上部消化管出血ほど有用性が確立したスコアがないが，以下の因子が存在する場合は高リスク群と考える（Am J Gastroenterol. 2016; 111: 459-74. PMID: 26925883）。

- □ 来院時の血行動態が不安定（頻脈，低血圧，失神）
- □ 持続する出血（来院時の直腸診で鮮血を認め，その後も血便を繰り返す）
- □ 併存疾患

表2-17 Glasgow-Blatchford スコア

来院時評価	スコア
BUN(mg/dL)	
<18.2	0
≧18.2, <22.4	2
≧22.4, <28	3
≧28, <70	4
≧70	6
Hb(男性)(g/dL)	
≧13	0
≧12, <13	1
≧10, <12	3
<10	6
Hb(女性)(g/dL)	
≧12	0
≧10, <12	1
<10	6
収縮期血圧(mmHg)	
≧110	0
100～109	1
90～99	2
<90	3
他のリスク因子	
脈拍≧100回/分	1
下血	1
失神	2
肝疾患	2
心不全	2

(Blatchford O, et al. A risk score to predict need for treatment for upper-gastrointestinal haemorrhage. Lancet. 2000; 356: 1318-21. PMID: 11073021 より)

□ 60 歳以上
□大腸憩室,血管異形成の既往
□血清クレアチニンの上昇
□貧血(来院時ヘマトクリット値≦35%)

●腹部造影 CT：小腸または大腸からの活動性出血が疑われ

る場合に考慮。造影剤の血管外漏出を認めれば，部位を推定できる。

●内視鏡検査：病歴，便の性状などから出血部位を推測し，それに応じて上部消化管内視鏡検査（EGD）もしくは大腸内視鏡検査（CS）を行う。ただし，内視鏡検査よりバイタルの安定化を優先する。

・吐血あるいは下血があれば EGD を行う。出血量が多い場合や肝疾患があり静脈瘤出血が疑われる場合には緊急で施行する。

・血便の約 10〜15% は上部消化管出血が原因のため，バイタルが不安定な血便の症例では，まず EGD を考慮する。

・来院時より血行動態が安定しており，低リスク群では 24時間以内に EGD を行う。

・下部消化管出血が疑われ，かつ高リスク群の場合には，血行動態を安定させ次第腸管洗浄を行い，24 時間以内に CSを施行する。

● EGD および CS で出血源を同定できない場合には小腸の検査を考慮する。ただし，最初の検査で出血源が見逃されている場合もあるため，必要に応じて EGD もしくは CSの再検を行う。小腸精査のモダリティとして，バルーン内視鏡とカプセル内視鏡がある。

初期治療

●まずバイタルの安定化を図る。特に出血量が多い場合には，静脈路を 2 カ所確保して細胞外液を輸液する。

●輸血は Hb>7 g/dL を目標として行う。心疾患がある場合には≧9 g/dL を目標とする。ただし，出血量が多いときや，出血が持続するときには，出血量や血行動態をみながら輸血をする。門脈圧亢進症がある場合，過剰な輸血が再出血を引き起こすことがあるので注意。

●意識障害など誤嚥のリスクがある場合には，気道を守る目的で気管挿管を行う。

●緊急内視鏡で出血源を同定できた場合，その所見に応じて止血処置を行う。これにはクリッピング，薬剤の局注（エタノール，高張ナトリウム・エピネフリン液），静脈瘤や

大腸憩室に対する結紮術などが含まれる。
- ●消化性潰瘍や出血性びらんを認めた場合には，内視鏡的止血術の他に，プロトンポンプ阻害薬の投与を行う。
- ●内視鏡による止血ができない，あるいは血行動態を安定化できないときには，内視鏡処置に固執しないでIVRや手術を考慮する。

■文献

1. Gerson LB, Fidler JL, Cave DR, et al. ACG Clinical Guideline: Diagnosis and Management of Small Bowel Bleeding. Am J Gastroenterol. 2015; 110: 1265-87. PMID: 26303132

2. Srygley FD, Gerardo CJ, Tran T, et al. Does this patient have a severe upper gastrointestinal bleed? JAMA. 2012; 307: 1072-9. PMID: 22416103

3. Strate LL, Gralnek IM. ACG Clinical Guideline: Management of Patients with Acute Lower Gastrointestinal Bleeding. Am J Gastroenterol 2016; 111: 459-74. PMID: 26925883

4. Blatchford O, Murray WR, Blatchford M. A risk score to predict need for treatment for upper-gastrointestinal haemorrhage. Lancet. 2000; 356: 1318-21. PMID: 11073021

■腹部膨隆・腹部膨満感

◎特徴

● 腹部膨隆とは，腹腔内における管腔臓器の内容物貯留，実質臓器の腫大，腹腔内の腫瘤，液体貯留などの原因により，腹囲が増加して突出あるいは緊満した状態を指す。英語では abdominal distention または abdominal swelling と呼ばれる。腹部全体が膨隆する場合と腹部の一部のみが膨隆する場合がある。

● 一方，腹部膨満感（abdominal bloating）は腹部が張ったように感じる自覚症状であり，実際に腹部が膨隆していることもあれば，そうでないこともある。

◎病歴で聞くべきこと

● 腹部膨隆のある患者は，ウエストがきつくなった，腹部が張る，腹部の不快感，息苦しさなどを訴える。これらの症状は腹部膨満感のように，実際に腹囲が増加しない状態でも起こりうる。そのため，最近のウエストサイズの変化がないかを確認する。

● 腹部膨隆は腹部全体なのか，部分的なのか。

● 体重減少，食欲低下，盗汗など悪性腫瘍を示唆する症状がないかを確認する。

● 消化管の狭窄または閉塞を疑わせるような病歴（排便習慣の変化，悪心・嘔吐，腹部手術の既往）の有無。

● 妊娠も腹部膨隆の原因となるため，閉経前の女性では最終月経日を確認する。

● 腹水をきたすような疾患（肝硬変，心不全，腎不全）の既往，慢性肝炎やアルコール多飲など肝硬変のリスク因子の有無を確認する。

◎鑑別診断

● 腹部膨隆の原因として，腹水，腸閉塞，便秘，妊娠，腹腔内腫瘍，肥満などが挙げられる。

・腹部全体の膨隆：肥満，腹水，便秘，鼓腸。

・局所的な膨隆：腫瘤，嚢腫，妊娠，巨大結腸症，腹壁ヘル

23

ニア，腸閉塞。
●腹部膨満感の原因として多いものは，機能性ディスペプシア，過敏性腸症候群，食品による消化管ガスの増加などである。他に薬剤，糖尿病，強皮症などによる消化管運動障害，または乳糖不耐症，小腸内細菌異常増殖(SIBO)などがある。

身体診察・検査

●腹部診察では，腹部膨隆の有無，膨隆がある場合には，全体的か局所的な膨隆か，側腹部が膨隆した蛙腹か前方に突出した尖腹か，左右対称的か非対称な膨隆か，そして目に見える蠕動がないかを確認する。
●腹部の聴診では腸閉塞による高ピッチの蠕動音や，麻痺性イレウスによる蠕動音消失がないかを調べる。
●打診は，膨隆が腸管ガスによるものか，液体や腫瘍によるものか判断するのに有効。
●触診では肝腫大，脾腫，圧痛の有無，腫瘤の存在などを調べる。
●腹部膨隆のある患者で，腹水を示唆する所見には波動(陽性尤度比 5.0)と浮腫(陽性尤度比 3.8)がある。逆に腹水の存在を強く否定する所見は，浮腫がないこと(陰性尤度比 0.2)と側腹部濁音のないこと(陰性尤度比 0.3)である(Mc-Gee S. Palpation and Percussion of the Abdomen. In: Evidence-Based Physical Diagnosis. 4th ed. 2018.)。
●腹部以外で注意すべき所見
・リンパ節腫脹：**特に左鎖骨上窩のリンパ節腫大(Virchow (ウィルヒョウ)リンパ節)は腹部の悪性腫瘍を示唆する。**
・頸静脈怒張：心不全の可能性。
・妊娠が疑われる場合には妊娠反応を確認。
●腸閉塞が疑われる場合，腹部単純 X 線検査が有用。
●腹腔内の腫瘤，肝硬変，腹水などの有無を確認する場合，腹部超音波検査が低侵襲で簡便であるため第 1 選択となる。さらに精査が必要な場合には，腹部 CT や MRI，あるいは消化管疾患を疑う場合には内視鏡検査を行う。

◉初期治療

●腹部膨隆の初期治療は原因疾患による。腸閉塞や悪性腫瘍があれば迅速な対応が必要であり，消化器専門医にコンサルトする。

●腹部膨満感の原因が機能性ディスペプシアや過敏性腸症候群である場合には，これらの治療を行う。消化管ガスが症状の原因と考えられる場合，低FODMAP食(228ページ参照)が有効なことがある。

■文献

1. McGee S. Chapter 51. Palpation and Percussion of the Abdomen. In: Evidence-Based Physical Diagnosis. 4th ed. Philadelphia: Elsevier, 2018.

Memo

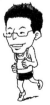

最終章では疾患別に解説するよ!!

23

Memo

第3章 消化器診療で扱う主な疾患

■胃食道逆流症(GERD)

◎ポイント

- 胸やけ,呑酸といった典型的な症状がある若年者の場合,まずプロトンポンプ阻害薬(PPI)で治療。
- 中年以降(おおむね50歳以上),PPIが無効もしくは再燃する場合や,嚥下困難,嚥下時痛,体重減少,消化管出血などを伴う場合は内視鏡検査の適応。
- 非心臓性胸痛,咽喉頭違和感,慢性咳嗽などの原因になることがある。

◎概念・定義

- 胃内容物の逆流によって不快な症状あるいは合併症を起こした状態(モントリオールコンセンサス)(Am J Gastroenterol. 2006; 101: 1900-20. PMID: 16928254)。
- 内視鏡所見により,びらん性GERDと非びらん性GERD(NERD)に分類される。

◎病歴・症状

- 典型的な症状は,胸やけ(胸骨裏の焼けるような感じ)と呑酸(苦い,あるいは酸っぱい液体が口の中に上がってくる感じ)。
- 間欠的な嚥下障害を伴うことがある(下部食道に逆流による慢性的な炎症の結果,リングが形成されるため。**ステーキハウス症候群と呼ばれ,肉などをよく咀嚼しないで飲み込んだときに起きる**)。
- 胸痛を訴える場合には,冠動脈疾患との鑑別が必要。
- 食道外症状として,慢性咳嗽,咽喉頭違和感,咽頭痛,嗄声,喘鳴がある。
- 症状を引き起こす,あるいは増悪する因子として,就寝前

24

●2時間以内の食事，脂肪分の多い食事，アルコール，喫煙，チョコレート，カフェイン，ペパーミントなどがある。また，過体重もGERDのリスクとなる。
●進行性の嚥下困難，嚥下時痛，原因不明の体重減少，持続する嘔吐，消化管出血(鉄欠乏性貧血で大腸疾患が除外された場合も含む)を伴う場合には他疾患を疑う。

身体所見
●通常，身体所見に異常を認めない。

診断
●典型的な症状(胸やけ, 呑酸)があり，嚥下困難，体重減少，消化管出血などの警告徴候がない50歳未満の患者では，PPIによる治療を開始。2週間のPPI投与により症状が改善すれば，必ずしも上部消化管内視鏡検査(EGD)は必要ない。
●ただし，PPIテストによるGERDの診断は，24時間食道pHモニタリングによるGERDの診断をゴールドスタンダードとすると，メタアナリシスで感度78％，特異度54％と必ずしも高くない(Ann Intern Med. 2004; 140: 518-27. PMID: 15068979)。PPIテストの限界を知っておくこと。
●症状の程度と食道粘膜傷害の程度も必ずしも相関しない。
●EGDの目的：食道炎の程度と合併症(狭窄など)の把握や，Barrett食道・Barrett腺癌の有無，GERD以外の疾患の有無の評価である。
●PPIで症状が改善しないとき，PPI中止後に再燃するとき，警告徴候があるときはEGDの適応。また消化器系癌の家族歴がある場合もEGDを考慮する。
●食道炎の程度の評価には，ロサンゼルス(LA)分類が用いられる(表3 1)。このうち，Grade N, Mは本邦でのみ用いられる。
●PPIの標準量を8週間投与しても症状が改善しないPPI抵抗性GERDでは，PPI投与下に24時間食道pHモニタリング，24時間食道インピーダンス・pHモニタリング，食道内圧測定を考慮する。

表 3-1　逆流性食道炎の改訂 LA 分類

Grade	内視鏡所見
N	内視鏡的に変化を認めないもの
M	粘膜傷害は認めないが色調変化を認めるもの
A	長径が 5 mm を超えない粘膜傷害で，粘膜ひだに限局されるもの
B	少なくとも 1 ヵ所の粘膜傷害が 5 mm 以上あり，それぞれ別の粘膜ひだ上に存在する粘膜傷害が互いに連続していないもの
C	少なくとも 1 ヵ所の粘膜傷害が 2 条以上のひだに連続して広がっているが，全周性でないもの
D	3/4 周以上の粘膜傷害

（星原芳雄，内視鏡検査はどのような時に行いますか？　内視鏡分類は何を用いたらよいですか？ In: 草野元康編，GERD+NERD 診療 Q&A，東京：日本医事新報社，2011：81. より表に作成）

治療

● すべての患者に，生活習慣の改善を指導する．適切な体重の維持，就寝前 2 時間以内の食事摂取を控える，脂肪を多く含む食事を避ける，禁煙，適切な飲酒量など．

● PPI が第 1 選択．食前 30〜60 分の投与で最大の効果が期待できる．効果が最大に達するまでに 2〜3 日間を要する．

● PPI は肝臓の薬物代謝酵素チトクローム P450（CYP）2C19 で代謝される．CYP2C19 には遺伝子多型が存在するため，1 つの PPI 無効時に，他剤へ切り替えると効果がみられることがある．

● PPI のうち，ラベプラゾールの通常量 1 日 1 回を 8 週間投与して無効ならば，さらに 8 週間，1 日 2 回投与が認められている（ただし重度の粘膜傷害を有する場合に限る）．

● ボノプラザン（P-CAB）は，PPI と比較し酸抑制効果が迅速で強力であり，PPI 抵抗性のびらん性 GERD では選択肢となる．

● LA 分類 A〜B 相当の軽症の逆流性食道炎では PPI 8 週間投与後に中止を試みる．あるいはオンデマンド療法に移行する．PPI の長期投与による弊害に注意（「消化性潰瘍治療

24

薬」の項参照）。

● LA 分類 C 以上の重症逆流性食道炎では，PPI 中止後の再発の可能性が高い。度重なる再発により食道狭窄をきたすことがあり，PPI の維持療法が必要となる。

[処方例]

EGD 未施行の場合：

□エソメプラゾール（ネキシウム®）10 mg カプセル，1 カプセルを 1 日 1 回朝食前

または

□ラベプラゾールナトリウム（パリエット®）10 mg 錠，1 錠を 1 日 1 回朝食前

・上記を 2 週間投与。症状が改善すれば，さらに 2 週間投与（合計 4 週間）。その後，再燃がなければ一過性の GERD と判断。無効時や再燃時には EGD による評価をしたうえで以下の治療を考慮する。

NERD または軽症の逆流性食道炎（LA 分類 A または B 相当）の初期治療：

□ネキシウム® 10 mg カプセル，1 カプセルを 1 日 1 回朝食前

または

□パリエット® 10 mg 錠，1 錠を 1 日 1 回朝食前（最大 8 週間。NERD または LA 分類 A 程度であれば 4 週間の治療後に中止を試みる）

・PPI 中止後に症状の再燃があれば，PPI のオンデマンド療法を行う。具体的には，胸やけが再燃した際に，患者の判断で上記薬剤を 1 週間程度服用してもらう。

重症の逆流性食道炎（LA 分類 C または D 相当）に対する初期治療：

□ネキシウム® 20 mg カプセル，1 カプセルを 1 日 1 回朝食前

または

□パリエット® 20 mg 錠，1 錠を 1 日 1 回朝食前

24

・初期治療としては，最大8週間の投与が認められている。
しかし，重症例では再発がほぼ確実であり，維持療法を
要する。可能であれば減量し，軽症例と同量のPPIで維
持療法を行う。

■文献

1. Vakil N, van Zanten SV, Kahrilas P, et al. The Montreal def-inition and classification of gastroesophageal reflux disease: a global evidence-based consensus. Am J Gastroenterol. 2006; 101: 1900-20. PMID: 16928254

2. Numans ME, Lau J, de Wit NJ, et al. Short-term treatment with proton-pump inhibitors as a test for gastroesophageal reflux disease: a meta-analysis of diagnostic test charac-teristics. Ann Intern Med. 2004; 140: 518-27. PMID: 15068979

3. 星原芳雄．内視鏡検査はどのような時に行いますか？　内視鏡分類は何を用いたらよいですか？ In: 草野元康編．GERD+NERD 診療 Q&A．東京：日本医事新報社，2011：81.

■消化性潰瘍

25

●ポイント

●消化性潰瘍 peptic ulcer の2大原因は *H. pylori*(HP)感染と NSAIDs である。
●典型的な症状は心窩部痛だが，NSAIDs 潰瘍，高齢者や糖尿病患者では疼痛がなく，貧血や吐下血がきっかけとなり診断されることがある。
●上部消化管内視鏡検査(EGD)で診断する。
●治療の第1選択はプロトンポンプ阻害薬(PPI)またはカリウムイオン競合型アシッドブロッカー(P-CAB)である。
● *H. pylori* 陽性ならすぐに除菌する。

●概念・定義

●胃・十二指腸壁が胃酸とペプシンにより傷害を受け，粘膜筋板を越えて組織欠損をきたす病態。粘膜筋板までの欠損は**びらん**と呼ばれる。
●上記は病理学的な定義で，臨床研究では内視鏡による観察で，**3〜5 mm 以下の病変をびらん，それ以上を潰瘍と定義**される場合が多い。

●病歴・症状

●典型的な症状は間欠的な心窩部の鈍痛。胃潰瘍の場合は，食後に痛みを自覚することが多い。一方，十二指腸潰瘍では，空腹時に痛みを自覚することが多い。
●その他の症状には，悪心，嘔吐，腹部膨満感，体重減少がある。無症状のことも少なくない。
●高齢者や糖尿病患者では，しばしば症状に乏しい。
●出血に伴う症状には吐血と下血がある。吐血の場合には，暗赤色またはコーヒー残渣様の吐物になる。下血の場合，血液がコールタール様になり，独特のにおいを有する黒色便を呈する。ただし，バイタルサインが不安定になるような大量出血の場合には，新鮮血の吐血または下血となる。
●潰瘍が穿孔した場合には，突然発症の激痛を訴える。胃酸による腹膜炎のため，身体診察で腹膜刺激徴候を認める。

● 潰瘍の合併症で幽門狭窄や十二指腸の狭窄をきたすと，食後の胃もたれ，嘔吐が出現する。

25

身体所見

● 心窩部に圧痛を認めることが多い。
● 潰瘍出血があると，出血量が増すにつれ，血圧，脈拍の起立性変化から頻脈，低血圧，さらにショックを認める。
● 消化管出血例では，直腸診で黒色便を認める。大量出血では鮮血から暗赤色の便となり，下部消化管出血との鑑別を要する。
● 幽門狭窄があると，胃部振盪音が聞かれることがある。

検査

● 潰瘍からの出血が慢性的にあると，小球性貧血，血清フェリチン低値など鉄欠乏性貧血の所見を認める。
● 一方，急性出血の場合には，正球性貧血で，BUN/Cr 比が上昇する。
● 診断確定のためには EGD を行う。特に以下の患者では EGD が必須。

□ 50 歳以上で新出の上腹部症状
□持続する嘔吐
□吐血，下血，鉄欠乏性貧血
□体重減少

● ときに胃癌，悪性リンパ腫などとの鑑別が必要になる。その際には生検を行う。
● **潰瘍穿孔は内視鏡の禁忌**であるが，穿孔部位の確認や診断のため最小限の二酸化炭素の送気で検査を行うことがある。**消化器専門医にコンサルトすること。**
● *H. pylori*(HP) 感染の確認には，内視鏡時に胃の組織の一部を採取して行う侵襲的方法と，それ以外の非侵襲的方法がある(表3-2)。
● 侵襲的方法には迅速ウレアーゼ試験，鏡検法，培養法があり，広く用いられるのは迅速ウレアーゼ試験である。

表3-2 *H.pylori* 感染の検査

	特徴	感度	特異度
侵襲的検査(内視鏡を用いる)			
迅速ウレアーゼ試験	迅速,安価 最近のPPI,抗菌薬の服用で偽陰性になることがある 消化管出血例では感度が低下する	除菌前: 85〜95% 除菌後: 61〜100%	除菌前: 95〜100% 除菌後: 91〜100%
鏡検法	熟練した人であれば感度,特異度とも優れる	HE染色: 47〜99% ギムザ染色: 87〜96%	HE染色: 72〜100% ギムザ染色: 79〜99%
培養法	特異度は優れるが感度はまちまち	68〜98%	100%
非侵襲的検査(内視鏡を用いない)			
血清抗体	広く施行可で安価 既感染でも陽性になるため,除菌判定に適さない 陰性高値に現感染例が含まれる	91〜100%	50〜91%
尿素呼気試験	陰性反応適中度,陽性反応適中度ともに高い 最近のPPI,抗菌薬投与で偽陽性の可能性	除菌前: 95〜98% 除菌後: 95%	除菌前: 95〜97% 除菌後: 95%
便中抗原	陰性反応適中度,陽性反応適中度ともに高い 最近のPPI,抗菌薬投与で偽陽性の可能性	除菌前: 96% 除菌後: 95%	除菌前: 97% 除菌後: 97%

(井本一郎ほか, *H.pylori* 感染の診断法, 日ヘリコバクター会誌 2013;Supplement:23-30. および, McColl KEL. Clinical Practice. *Helicobacter pylori* Infection. N Engl J Med. 2010; 362: 1597-604. PMID: 20427808 より作成)

●非侵襲的方法には尿素呼気試験,血清抗 HP 抗体測定,便中 HP 抗原測定がある。

●消化管出血症例では迅速ウレアーゼ試験の感度が低下することが報告されている。同検査で陰性の場合には,血清抗体を測定する。

◎治療

● PPI または P-CAB が第 1 選択。胃潰瘍の標準投与期間は 6～8 週間，十二指腸潰瘍では 4～6 週間。

● *H. pylori* 陽性例では除菌をまず行う。除菌は潰瘍の治癒を促進する。

[処方例]

□エソメプラゾール（ネキシウム®）20 mg 1 カプセルを
　1 日 1 回朝食前
　8 週間（胃潰瘍）あるいは 6 週間（十二指腸潰瘍）

H. pylori 除菌（3 剤併用）：

□一次除菌　アモキシシリン 250 mg カプセル，1 回 3 カ
　　　　　　プセルを 1 日 2 回
　　　　　　クラリスロマイシン 200 mg 錠，1 回 1 錠を
　　　　　　1 日 2 回
　　　　　　ボノプラザン 20 mg 錠，1 回 1 錠を 1 日 2 回
　　　　　　上記を 7 日間投与

□二次除菌　アモキシシリン 250 mg カプセル，1 回 3 カ
　　　　　　プセルを 1 日 2 回
　　　　　　メトロニダゾール 250 mg 錠，1 回 1 錠を 1
　　　　　　日 2 回
　　　　　　ボノプラザン 20 mg 錠，1 回 1 錠を 1 日 2 回
　　　　　　上記を 7 日間投与

・除菌効果判定は少なくとも除菌終了後 4 週間以上あけて，尿素呼気試験または便中 HP 抗原で調べる。これらの検査前 2 週間以内に抗菌薬または胃薬を服用すると，検査結果が偽陰性となる可能性がある。また，血清 HP 抗体や迅速ウレアーゼ試験は治療効果の判定には適さない。

消化管出血で抗潰瘍薬を経口摂取ができない場合は，静注薬を用いる。

□オメプラゾール（オメプラール®）1 回 20 mg＋生食 100 mL
　を 1 日 2 回点滴静注

NSAIDs 潰瘍（表 3–3）：

・可能であれば NSAIDs を中止して，通常の消化性潰瘍に準じて抗潰瘍薬を投与。

・NSAIDs を継続せざるをえないときには，PPI またはプロスタグランジン製剤を投与する。

[処方例]
□ネキシウム® 20 mg 1 回 1 カプセルを 1 日 1 回朝食前
または
□ミソプロストール（サイトテック®）200 µg 1 回 1 錠を 1 日 4 回（毎食後および就寝前）

・NSAIDs 投与中に潰瘍ができ，*H. pylori* 陽性が判明した場合，除菌は潰瘍治癒を促進しないので，PPI にて治療する。潰瘍の治療後に *H. pylori* 除菌を行う。
・長期の NSAIDs 投与を予定している患者で，*H. pylori* 陽性が確認できれば，NSAIDs を開始する前に除菌を行う。
・NSAIDs 投与中に *H. pylori* 感染が判明した場合，潰瘍の予防は PPI で行う。*H. pylori* 除菌は潰瘍の再発率には影響を与えないが，胃炎の改善，胃癌のリスク低下などのメリットがあるため，除菌は行う。
・NSAIDs 潰瘍の一次予防には PPI の投与が推奨されるが，本邦では保険適応がない。

消化管出血（「消化管出血」（第 2 章）の項参照）:
・まず，バイタルサインを確認する。血管ルートを確保し，バイタルサインの安定化を図る。
・出血に対する治療は，内視鏡的止血術が第 1 選択。内視鏡で止血が困難な場合には，IVR や外科手術を考慮する。

表 3-3　NSAIDs 潰瘍と *H. pylori* 感染

25

	H. pylori（－）	*H. pylori*（＋）
NSAIDs 潰瘍	1. 可能なら NSAIDs 中止 2. NSAIDs を継続せざるをえないときは，PPI または PG 製剤	1. NSAIDs 中止 2. NSAIDs を継続せざるをえないときには，PPI または PG 製剤 3. 潰瘍治療後に *H. pylori* 除菌
一次予防	PPI，PG 製剤，高用量 H₂RA （保険適応なし）	1. NSAIDs 投与前(NSAIDs naïve)の場合，*H. pylori* 除菌 2. NSAIDs 投与中には *H. pylori* 除菌しない
二次予防	1. PPI 2. PG 製剤 可能なら NSAIDs を COX-2 選択的製剤に変更	1. *H. pylori* 除菌 2. PPI 3. PG 製剤 可能なら NSAIDs を COX-2 選択的製剤に変更

COX-2：シクロオキシゲナーゼ-2，H₂RA：ヒスタミン H₂ 受容体拮抗薬，PG：プロスタグランジン

＊この状況での *H. pylori* 除菌は，NSAIDs 潰瘍の予防効果はないが，胃炎進展を止める，胃癌のリスクを低減するなどのメリットがあり，除菌を行ってよい。

（日本消化器病学会編，消化性潰瘍診療ガイドライン 2020 改訂第 3 版．東京：南江堂，2020．を参考に作成）

■文献

1. 井本一郎，高橋信一．*H. pylori* 感染の診断法．日ヘリコバクター会誌 2013；Supplement：23-30.

2. McColl KEL. Clinical Practice. *Helicobacter pylori* Infection. N Engl J Med. 2010; 362: 1597-604. PMID: 20427808

3. 日本消化器病学会編．消化性潰瘍診療ガイドライン 2020 改訂第 3 版．東京：南江堂，2020.

■機能性ディスペプシア(FD)

◎ポイント

26

● 心窩部痛，早期飽満感，胃もたれなどの症状があり，これらの症状の原因となるような器質的疾患が存在しない状態である。

● Rome IV 基準で示されるように数カ月に及ぶ慢性症状であり，急性の症状の場合には他疾患を疑う。

● 持続する嘔吐，吐下血，体重減少，貧血などの警告徴候がないことを確認する。

● 食事に関連して起こる食後愁訴症候群と心窩部痛症候群に亜分類される。

◎概念・定義

● Rome IV 基準を表3-4に示す。

● 臨床研究に参加する患者については，厳密にこの診断基準を満たす必要がある。実際の臨床では6カ月以上前から続く症状である必要性はないが，慢性あるいは再発性の経過でなければならず，急性発症の場合には FD 以外を考えるべき。

● FD は多因子が関与する病態と考えられており，胃適応性弛緩障害，胃排出障害，内臓知覚過敏，心理社会的要因などが関連すると考えられている。

● 一部の FD には H. pylori(HP)感染が関与すると考えられている。HP 除菌後6〜12カ月経過して FD の症状が消失または改善するものを **HP 関連ディスペプシア**と定義する。

◎病歴・症状

● 食事に関連した症状として，早期飽満感，胃もたれ，上腹部膨満感などがある。これらの症状が主体の場合，**食後愁訴症候群** postprandial distress syndrome(PDS)と呼ぶ。

● 食事と無関係な症状として，心窩部痛，心窩部の灼熱感がある。これらの症状が主体の場合には，**心窩部痛症候群** epigastric pain syndrome(EPS)と呼ぶ。

● FD の亜型である PDS と EPS はオーバーラップすること

表3-4　機能性ディスペプシアの診断基準（Rome IV基準）

B1. 機能性ディスペプシア

診断基準

1. 以下の1つ以上がある：
   a. わずらわしい食後の胃もたれ感
   b. わずらわしい早期飽満感
   c. わずらわしい心窩部痛
   d. わずらわしい心窩部灼熱感
かつ
2. 症状を説明できる器質的疾患が存在しない
   B1a. 食後愁訴症候群（PDS）かつ/または B1b. 心窩部痛症候群（EPS）の診断基準をみたすこと
少なくとも6カ月以上前から症状があり，最近3カ月間は症状が続いている

B1a. 食後愁訴症候群（PDS）

診断基準

以下のうち一方または両方の症状が少なくとも週3日ある：
1. わずらわしい食後の胃もたれ感（通常の行動に影響を与える程度の症状の強さ）
2. わずらわしい早期飽満感（通常量の食事を食べきれない程度の症状の強さ）
通常行われる検査（上部消化管内視鏡検査を含む）で症状を説明できる器質的，全身的，あるいは代謝的疾患が存在しないこと
少なくとも6カ月以上前から症状があり，最近3カ月間は症状が続いている
   備考：
   ・食後の心窩部痛または灼熱感，心窩部の膨満感，過剰なげっぷ，悪心を伴うことがある
   ・嘔吐がある場合には他の疾患を考えるべきである
   ・胸やけはディスペプシアの症状ではないが，しばしば併存する
   ・排便や放屁によって改善する症状は，一般的にディスペプシア症状の一部と考えるべきではない
その他の個別の消化器症状やいくつかの症状（例：GERD や IBS による症状）が PDS と併存することがある

B1b. 心窩部痛症候群（EPS）

診断基準

以下のうち1つ以上の症状が少なくとも週に1日以上ある：
1. わずらわしい心窩部痛（通常の行動に影響を与える程度の症状の強さ）
かつ/または

（続く）

2．わずらわしい心窩部灼熱感（通常の行動に影響を与える程度の症状の強さ）

通常行われる検査（上部消化管内視鏡検査を含む）で症状を説明できる器質的，全身的，あるいは代謝的疾患が存在しないこと

少なくとも6カ月以上前から症状があり，最近3カ月間は症状が続いている

備考：

1. 疼痛は食事摂取により誘発される，食事摂取で軽快する，または空腹時に生じることがある
2. 食後の胃もたれ感，げっぷ，悪心が存在することがある
3. 持続する嘔吐は他の疾患を示唆する
4. 胸やけはディスペプシア症状ではないが，しばしば併存する
5. 疼痛は胆道由来の疼痛の基準を満たさないこと
6. 排便や放屁によって改善する症状は，一般的にディスペプシア症状の一部と考えるべきではない

その他の個別の消化器症状やいくつかの症状（例：GERD や IBS による症状）が EPS と併存することがある

GERD：胃食道逆流症，IBS：過敏性腸症候群

(Stanghellini V, et al. Gastroduodenal disorders. Gastroenterology. 2016; 150: 1380-92. PMID: 27147122 より)

がある。
- ●それ以外に悪心，胸やけ，げっぷを伴うことがあるが症状の主体ではない。
- ●嘔吐を伴う場合には，他疾患の可能性が高い。
- ●症状は慢性で反復性の経過をとる。進行性の場合には他疾患を疑う。
- ●背部や右側肩甲骨，右肩に放散する痛みの場合には胆膵疾患を考える。
- ●排便，放屁により症状が改善する場合には FD 以外の疾患（過敏性腸症候群など）を考える。
- ●薬剤の副作用で FD 様の症状をきたすことがあるため，市販薬を含めて服用薬に注意する。上腹部症状をきたす薬剤で頻度の高いものに NSAIDs，ビスホスホネート，ステロイド，βラクタム抗菌薬，鉄剤などがある。

●身体所見
- ●症状の原因となるような器質的疾患が存在しないことが前提であり，身体所見では異常を認めない。

●身体診察で腫瘤やリンパ節腫大がある場合には，FD でない可能性が高い。異常がないかを注意深く診察する。

検査

26

●症状や身体所見からどのような疾患を疑うかにより，行う検査を選択する。

●血算，生化学検査で貧血，肝胆膵疾患，炎症所見などの有無を確認する。

● Rome Ⅳ基準では以下の警告徴候のうち，1 つでも存在すれば EGD を推奨。

- □意図しない体重減少
- □嚥下困難
- □嚥下時痛
- □原因不明の鉄欠乏性貧血
- □持続する嘔吐
- □腹部腫瘤
- □リンパ節腫大
- □上部消化管癌の家族歴

●警告徴候がない場合，EGD が推奨される年齢はガイドラインにより異なる。北米では 60 歳以上で推奨。本邦のガイドラインでは年齢は明示されていない。

●アジア人を対象にした研究のシステマティックレビューでは，警告徴候の有無にかかわらず，35 歳以上で内視鏡検査を行った場合，悪性疾患発見の感度が高いと報告されている。35 歳以上を対象に EGD を行った場合，感度は 95.8〜97.1％。特異度は 22.3〜29.2％。一方，上記の警告徴候をもつアジア人に EGD を行った場合の悪性病変発見の感度は高くない(pooled sensitivity 46.4％，95％信頼区間 38.9〜54)（Aliment Pharmacol Ther. 2015; 41: 239-52. PMID: 25429769）。

●本邦では EGD で HP 関連胃炎，消化性潰瘍などが確認されないと，HP 感染を確認する検査ができない事情があり，EGD を行う年齢の閾値は 35〜40 歳が妥当と思われる。

26

◎治療

●患者の生活に最も影響を与える症状をターゲットとした治療を行う。治療により症状が完全に消失することは少ない。生活への影響が軽減されて患者が満足した状態を治療目標とするのが現実的。

[処方例]

心窩部痛，心窩部の灼熱感が主体の場合：

・欧米では酸分泌抑制薬（PPI や H_2 受容体拮抗薬（H_2RA））が推奨され，本邦のガイドラインでも同様にこれらの薬剤使用が推奨されている（「機能性消化管疾患診療ガイドライン2021」）。**本邦では機能性ディスペプシアに対してはいずれの薬剤も保険適応がなく，慢性胃炎に対して H_2RA の半量投与が認められているのみ。**

□ラベプラゾールナトリウム 10 mg 錠，1回1錠を1日1回朝食前（FD には適応外。GERD の合併があれば使用可能）

または

□ラフチジン（プロテカジン®）10 mg 錠，1回1錠を1日1回夕食後または就寝前（慢性胃炎として投与可能）

早期飽満感，胃もたれなど PDS の症状が主体の場合：

消化管運動機能改善薬を用いる。「機能性ディスペプシア」の病名に適応のある薬剤はアコチアミドのみ。

□アコチアミド（アコファイド®）100 mg 錠，1回1錠を1日3回毎食前

または

□モサプリド（ガスモチン®）5 mg 錠，1回1錠を1日3回毎食前または毎食後

HP 感染がある場合：

HP 除菌を行う。システマティックレビューでは，HP 除菌による FD 症状改善の NNT（治療必要数）は13（95%信頼区間 9〜19）と報告されている（Moayyedi P. Arch Intern Med. 2011; 171: 1936-7. PMID: 22123803）。

酸分泌抑制薬，消化管運動機能改善薬，HP 除菌が無効の場合：

上記ガイドラインでは漢方薬，抗不安薬，抗うつ薬が二次治療として提案されている。六君子湯は腹部膨満感，げっぷ，悪心に有効。半夏厚朴湯は心窩部痛などに有効。

□ツムラ六君子湯エキス顆粒，1日7.5ｇを2〜3回に分割，食前または食間に服用

□ツムラ半夏厚朴湯エキス顆粒，1日7.5ｇを2〜3回に分割，食前または食間に服用

26

■文献

1. Stanghellini V, Chan FK, Hasler WL, et al. Gastroduodenal disorders. Gastroenterology. 2016; 150: 1380-92. PMID: 27147122

2. Chen SL, Gwee KA, Lee JS, et al. Systematic review with meta-analysis: prompt endoscopy as the initial management strategy for uninvestigated dyspepsia in Asia. Aliment Pharmacol Ther. 2015; 41: 239-52. PMID: 25429769

3. 日本消化器病学会編．機能性消化管疾患診療ガイドライン2021(改訂第2版)．機能性ディスペプシア(FD)．東京：南江堂，2021.

4. Moayyedi. P. *Helicobacter pylori* Eradication for Functional Dyspepsia: What Are We Treating? Comment on "*Helicobacter pylori* Eradication in Functional Dyspepsia". Arch Intern Med. 2011;171:1936-7. PMID: 22123803

■急性肝炎

●ポイント

●急性肝炎 acute hepatitis を起こす肝炎ウイルスは A〜E 型の 5 種類がある（表3・5）。急性肝障害を起こす他の疾患（薬剤性肝障害，他のウイルス感染，アルコール性肝障害など）との鑑別が重要。

●重症化，劇症化の徴候を見逃さないようにする。

●近年，遺伝子型（ゲノタイプ）A の HBV 感染が増えており，1 割以上で慢性化する。HIV との重複感染にも注意する。

● HCV の急性感染は不顕性のことが多い。感染初期では HCV 抗体が陰性のため，そのような場合には HCV-RNA を測定する。

●概念・定義

●肝炎ウイルスが原因で起こる肝臓の急性びまん性疾患で，原因となるウイルスとして A〜E 型の 5 種類が確認されている。

●鑑別診断として，急性肝障害をきたす薬剤性肝障害，肝炎ウイルス以外で肝障害をきたす EB ウイルス（Epstein-Barr ウイルス：EBV）やサイトメガロウイルス（CMV）による肝炎，自己免疫性肝炎などがある。

●慢性化するのは，B 型および C 型肝炎。

●病歴・症状

●発熱，食欲低下，悪心・嘔吐，倦怠感，上腹部痛，頭痛などの感冒様症状が先行することが多いが，不顕性の場合もある。特に C 型肝炎の多くは不顕性感染で，そのうちの 60〜80%が慢性化する。

● A 型肝炎では，発熱，全身倦怠感が，他のウイルス性急性肝炎と比較して強い。

●感冒様症状に続いて黄疸，尿の濃染（ウーロン茶のような尿）を認める。

●黄疸が出現した後，胆汁うっ滞による瘙痒をきたしうる。

表3-5　肝炎ウイルスの比較

肝炎ウイルス	A型	B型
感染経路	糞口感染	血液・体液を介しての感染，母子感染
潜伏期間	15〜50日	2週間〜6カ月
診断法	IgM-HAV抗体	HBs抗原，IgM-HBc抗体，HBV-DNA
劇症化	1％未満	0.1〜0.5％
慢性化の有無	なし	あり
肝外合併症	再生不良性貧血，赤芽球癆，急性腎不全	膜性糸球体腎炎，結節性多発動脈炎，本態性混合性クリオグロブリン血症
特記事項	50歳以上，慢性肝疾患者で重症化のリスクが高い	遺伝子型A型は慢性化しやすい

肝炎ウイルス	C型	D型	E型
感染経路	血液・体液を介しての感染	血液・体液を介しての感染	糞口感染
潜伏期間	20〜120日	30〜180日	15〜50日
診断法	HCV抗体，HCV-RNA	HDV-RNA（研究目的）	IgA-HEV抗体
劇症化	0.5％未満	重複感染と比較して同時感染でより多くみられる	0.5〜4％
慢性化の有無	あり	あり	まれ
肝外合併症	本態性混合性クリオグロブリン血症，晩発性皮膚ポルフィリン症，糸球体腎炎		
特記事項	50〜90％で慢性化する	HBVをヘルパーウイルスとして増殖する	妊婦で重症化のリスク　易感染性患者の遺伝子型3型感染で慢性化の報告あり

● A 型，E 型は糞口感染。A 型は衛生状態の悪い発展途上国で，水や食物を介して感染する。また，魚介類（特に生牡蠣）の摂取，性的接触でも感染する。E 型も A 型と似たような疫学的特徴があり，汚染された水または食物を介して感染する。また加熱が不十分なシカ，ブタ，イノシシなどの肉を介しての感染が散発例でみられる。

● B 型，C 型は体液を介しての感染。成人では性交渉，静注薬物使用，タトゥー，ボディーピアスなどが感染経路になりうる。

●急性肝障害をきたす他疾患との鑑別のため，内服薬，サプリメントや健康食品の摂取，併存疾患，飲酒量，海外渡航歴などを確認する。

◎身体所見

●発熱，黄疸，肝腫大，右上腹部の圧痛などがある。急性肝炎に特異的な身体所見はない。

●発疹，関節痛を認めることがある。

●劇症化すると意識障害，羽ばたき振戦，肝性脳症を認める。

◎検査

● AST，ALT の著明な上昇（初期は AST＞ALT，その後 AST＜ALT。両者はしばしば 1,000 IU/dL を超える）

●総ビリルビン値の上昇

●胆道系酵素も上昇するが，アミノトランスフェラーゼ優位の上昇

● PT 延長。PT は半減期が短く，肝臓の合成能を鋭敏に反映する。

●炎症反応（CRP 上昇）

●白血球分画で異型リンパ球の出現（A 型肝炎に多い）。

●腹部超音波検査では，肝腫大，肝実質エコーレベルの低下，門脈壁肥厚，胆嚢の虚脱を認める。

● A 型肝炎：IgM-HAV 抗体（感染後 3～6 カ月間検出可能。IgM-HAV 抗体陰性で IgG-HAV 抗体陽性は，過去の感染または予防接種によるものを示唆する）もしくは HAV-RNA（陽性となるのは発症後 2～5 週，保険適応なし）。抗体価

が低値の場合には偽陽性を疑う。

● **B型肝炎**：HBs抗原陽性でHBVの感染が確認できる。IgM-HBc抗体は感染初期に現れて数カ月後に消失する。この抗体価が高力価陽性(CLIA法で10.0以上)の場合，最近のHBV感染を示唆する。

● **C型肝炎**：HCV抗体でスクリーニングし，診断確定にはHCV-RNAを測定する。ただし，急性感染において，現在の第3世代のHCV抗体が陽性になるまで，平均7〜8週間を要する。一方，HCV-RNAは感染から1週間で陽性になる。したがって，A型，B型，E型肝炎が陰性でHCV抗体陰性の場合には，HCV-RNAを測定する。

● **D型肝炎**：HBV存在下でのみ感染する(HBVとの同時感染またはB型慢性肝炎患者にHDVが感染する場合がある)。HDV-RNAは一般には測定できないが，研究目的で測定することが可能。

● **E型肝炎**：IgA-HEV抗体，HEV-RNA(保険適応なし)

● 急性肝障害をきたす他疾患との鑑別が必要になる。鑑別すべき疾患の主なものは，薬剤性肝障害，自己免疫性肝炎，肝炎ウイルス以外のウイルス感染(EBV，CMV，HSV(単純ヘルペスウイルス))，アルコール性肝障害など。これらとの鑑別のため，必要に応じて検査を行う。

◎治療

● 急性肝炎のほとんどは自然軽快して良好な経過をたどる。しかし，ごく一部は劇症化する。劇症化すると死亡率を高め，救命のため肝移植が必要となることがある。そのため，劇症化の予知が重要になる。急性肝炎の劇症化予知式などが用いられる(表3-6)。

● 黄疸があれば入院加療が必要。

● ウイルス性急性肝炎の多くは，自然に治癒するため，対症療法が主体となる。糖質中心のカロリーを補給しつつ経過観察をする。

● B型肝炎に対する副腎皮質ステロイド薬やグリチルリチン製剤の投与は肝炎の遷延化，慢性化につながる可能性があるため行わない。

表 3 6　プロトロンビン時間が 80％以下を示した急性肝炎
　　　　の劇症化予知式

$$\lambda = logit(p) = -1.156 + 0.692 \times ln(T\text{-bil}+1) - 0.065 \times PT(\%) + 1.388 \times 年齢 + 0.868 \times 成因$$

・年齢　50 歳未満：0，50 歳以上：1
・成因　0：HAV，急性 HBV，HCV，HEV，他のウイルス，薬物
　　　　1：HBV キャリア，自己免疫性肝炎，成因不明

p≧20％：専門施設搬送
p≧50％：特殊治療(人工肝補助)開始

PT＝プロトロンビン時間，T-bil＝総ビリルビン
(遠藤龍人ほか，急性肝炎の劇症化予知と患者搬送システムに関する多施設共
同研究，日腹部救急医会誌 2009；29：591-6．)

●B 型肝炎では，急性肝炎重症型(PT＜40％または PT-INR
＞1.5)，劇症肝炎(PT＜40％かつⅡ度以上の肝性脳症を伴
う)の場合，ラミブジンを投与(保険適応なし)。この場合，
HIV との重複感染を否定しておく。

[処方例]
ゼフィックス® 100 mg 錠，1 回 1 錠，1 日 1 回

●HBV の遺伝子型は A〜J 型の 9 種類(I は C の亜型)がある。
本邦では A〜D 型の 4 種類がほとんどで，C 型が最も多い。
最近は欧米に多く存在していた A 型が増えている。A 型
は慢性化しやすく，慢性化率は 10％以上との報告もある。
●HEV 急性例には，リバビリン投与が有効(保険適応なし)
(Curr Opin Infect Dis. 2016; 29: 639-44. PMID: 27607911)。

◆予防接種
・A 型肝炎：流行地への渡航前，調理師や生鮮食品取扱者，
および男性同性愛者，HIV 感染者，慢性肝疾患患者などの
高リスク群にワクチン接種(エイムゲン®)が推奨される。
・B 型肝炎：2016 年 4 月 1 日以降に生まれた乳児に対して
定期接種が行われるようになった。成人では医療従事者，
消防士，警察官など，感染者の体液に触れる可能性の高い

職種で推奨される。

・E 型肝炎：本邦では研究段階であり，実用化されていない。

・C 型肝炎：ワクチンがない。

・D 型肝炎：ワクチンはないが，B 型肝炎を予防することで間接的に D 型の感染を予防できる。

27

■文献

1. 遠藤龍人，滝川康裕，鈴木一幸．急性肝炎の劇症化予知と患者搬送システムに関する多施設共同研究．日腹部救急医会誌 2009；29：591-6.

2. Dalton HR, Kamar N. Treatment of hepatitis E virus. Curr Opin Infect Dis. 2016; 29: 639-44. PMID: 27607911

■慢性肝炎

慢性肝炎 chronic hepatitis は肝炎が 6 カ月以上続く場合をいう。一般的な原因として，HBV および HCV，自己免疫性肝疾患，脂肪性肝炎，アルコール性肝障害，薬剤性肝障害などがある。**本項では，その大部分を占める慢性ウイルス性肝炎について概説する。**

◆ B 型慢性肝炎
◎ポイント

● HBV キャリアの約 1〜2 割が慢性肝炎に移行する。HBV 持続感染患者のうち，ALT≧31 IU/L，かつ HBV-DNA 量 ≧2,000 IU/mL が抗ウイルス療法の治療対象。
● B 型慢性肝炎に対する初回治療は，PEG-IFN（ペグインターフェロン）単独治療が第 1 選択。
●核酸アナログを投与する場合には，長期投与が必要となる。
●免疫調節薬や抗癌剤を投与する場合には，HBV 感染の有無を確認する。HBV の既感染であっても再活性化のリスクがあるため，HBV マーカーの定期的なモニタリングが必須となる。

◎概念・定義

● B 型肝炎は血液，体液を介して感染する。HBV の主な感染経路は以下の 3 つ。

□ HBV 陽性の母親からの垂直感染
□免疫応答が未熟な乳幼児期（およそ 3 歳以下）における水平感染
□成人期の性交渉や血液を介した水平感染

・母子感染および乳幼児期の水平感染は，高率に持続感染となる。
●幼少時の免疫寛容期には HBV 感染肝細胞に対する免疫的攻撃が起こらないため，AST/ALT 値は正常で，血清 HBV-DNA 量と HBs 抗原量は高値を示す。**この時期は無**

症候性キャリアと呼ばれる。

●思春期を過ぎると自己の免疫力が発達して，細胞傷害性 T
リンパ球が HBV 感染肝細胞を認識して排除を始める。**こ
の時期は免疫応答期と呼ばれる。**一過性にアミノトランス
フェラーゼ値が上昇し肝炎を起こしたのち，HBV-DNA 量
は次第に減少し，HBe 抗原陽性から HBe 抗体陽性へ移行
する(セロコンバージョン)。セロコンバージョンは成人期
までに 8〜9 割で認められ，そのまま強い肝炎を発症しな
い(非活動性キャリア)。**残りの 1〜2 割が慢性肝炎へと移
行し，一部は肝硬変，肝癌へと進行する。**

●日本肝臓学会の「B 型肝炎治療ガイドライン(第 3.4 版)」
では，1 年以上の観察のうち 3 回以上の血液検査において，
① HBe 抗原が持続陰性，② ALT 値が持続正常(30 IU/L 以
下)，③ HBV-DNA 量が 2,000 IU/mL(3.3 Log IU/mL)未満
の**すべてを満たす症例を非活動性キャリアと定義**してい
る。

◎病歴・症状

●B 型慢性肝炎の場合，出産時の垂直感染あるいは免疫応
答が未熟な幼少期の水平感染が多いため，B 型肝炎の家族
歴を確認する。

●欧米型の遺伝子型 A の B 型肝炎が本邦で増加している。
成人が性交渉を介して感染することが多い。約 1 割が慢
性化する。このような感染リスクがないかを確認する。

●無症状のことが多く，健康診断などの血液検査が発見の契
機になることが多い。肝炎が悪化したときには，倦怠感，
易疲労感，食欲低下などを自覚することがある。また，少
数の患者で黄疸などを認めることがある。

●他の慢性肝炎の原因となるアルコール，薬剤(市販薬，サ
プリメントを含む)，体重の変化，家族歴(ウイルス性肝炎
に加えて，Wilson 病などの遺伝性疾患の可能性)について
確認する。また，C 型肝炎のリスク因子である輸血歴，違
法薬物の使用歴なども確認する。

●過去に肝臓関連の血液検査で異常を指摘されたことがある
か，また異常を指摘された場合，どのような精査が行われ

28

たのかを確認する。

身体所見
● 疾患に特異的な身体所見を認めることは少ない。
● 肝外合併症として，結節性多発動脈炎，糸球体腎炎に伴う身体所見を認めることがある。

検査
● B型慢性肝炎を疑った場合，まず HBs 抗原を調べる。HBs 抗原陽性は HBV 感染を示唆する。
● HBV 感染が確認されたら，B型肝炎のマーカーである HBe 抗原，HBe 抗体，HBs 抗体，HBc 抗体，HBV-DNA，HBV 遺伝子型（患者1人につき，1回のみ算定可）を測定。
● 遺伝子型 A の感染例のうち，男性同士の性的接触を介しての感染では，HIV の共感染を確認する。
● B型肝炎では，慢性肝炎から発癌する場合もある。また，肝線維化進展が疑われる場合には積極的な肝生検が必要となるため，腹部超音波検査を行う。
● 肝線維化のマーカーとして，ヒアルロン酸，IV型コラーゲン，M2BPGi がある。また，血小板数は簡便な肝線維化の指標として用いられ，15 万/μL 未満では肝線維化が F2 以上，10 万/μL 未満では肝硬変の可能性が高い。
● B型慢性肝炎で肝線維化評価が望ましい症例として以下がある。このような症例では肝生検を考慮する。

□ 40 歳以上
□ 血小板数 15 万/μL 未満
□ 肝細胞癌の家族歴
□ 画像検査で肝線維化進展が疑われる症例

治療
● B型慢性肝炎治療の目標は以下の通り。
・短期目標：ALT 持続正常化，HBe 抗原陰性かつ HBe 抗体陽性，HBV-DNA 増殖抑制。

・**長期目標**：HBs 抗原消失。

● HBe 抗原の陽性・陰性，年齢にかかわらず，ALT 31 U/L 以上，かつ HBV-DNA 2,000 IU/mL（3.3 Log IU/mL）以上が治療対象。

● PEG-IFN 単独治療が第 1 選択。HBs 抗原陰性率は核酸アナログ製剤より高い。インフルエンザ様症状，うつ状態，脱毛などの副作用がある。

28

[処方例]

□ペガシス® 180 μg 週 1 回皮下注を 48 週間投与（副作用がある場合には 135 μg または 90 μg に減量）

・治療終了後 24〜48 週以降に HBV-DNA 量 2,000 IU/mL 未満を維持できれば再治療を行わず経過観察する。

・**PEG-IFN が無効**だった症例では，長期寛解維持を目的として核酸アナログ製剤を投与する。

□バラクルード®（ETV）0.5 mg 錠を 1 日 1 回 1 錠空腹時（食後 2 時間以上かつ次の食事の 2 時間以上前）

□テノゼット®（TDF）300 mg 錠を 1 日 1 回 1 錠朝食後

□ベムリディ®（TAF）25 mg 錠を 1 日 1 回 1 錠朝食後

●腎障害，低リン血症，骨減少症・骨粗鬆症を認める場合にはテノゼット® は用いない。また，**テノゼット® 投与中は定期的な腎機能と血清リンの測定を行う。**

●エンテカビルは催奇性のリスクがあるため，**挙児希望女性への長期継続投与は行わない。**

● PEG-IFN 不適応症例，PEG-IFN 治療を希望しない症例，線維化進展があり肝硬変にいたる可能性が高い症例などでは，初回から核酸アナログ投与を行う。**非代償性肝硬変では IFN は禁忌。**

●核酸アナログは HBV 感染細胞を排除する作用は低いため，長期継続投与が必要になる。患者が自己判断で中止すると肝炎再燃を起こす可能性が高いため，治療開始前に十分に説明することが必要。

●肝硬変症例では，HBe 抗原の有無，ALT 値，HBV-DNA 量の多寡にかかわらず，HBV-DNA が陽性なら核酸アナログ

の適応。
● 核酸アナログ開始後12カ月の時点で，内服がきちんとされているにもかかわらずHBV-DNAが陰性化していなければ治療効果不良と判断し，治療薬を変更することが推奨されている。

28

◎B型肝炎再活性化

● HBs抗原が消失し，HBs抗体が出現した状態を既感染という。既感染でも，ウイルスは体内から完全に排除されたわけではない。cccDNA(covalently closed circular DNA)として肝細胞の核内にとどまる。

● 免疫調節薬や抗癌剤により免疫機能が低下すると，HBVは再び増殖する。既感染者で再び血清HBV-DNAが検出されるようになることをHBV再活性化といい，HBV再活性化に起因して発症する肝炎をde novo肝炎という。

● de novo肝炎は劇症化率と致死率が高い。

● 免疫抑制・化学療法により発症するB型肝炎への対策を図3.1に示す。図に関する詳細とB型肝炎再活性化について注意喚起のある薬剤については，「B型肝炎治療ガイドライン(第3.4版)」を参照のこと。

● ステロイド薬に関しては，一般に0.5 mg/kg/日を2週間以上投与した症例が再活性化予防の対象とされる。

● HBV再活性化は，まずHBV-DNAが上昇し，その後12～28週で肝炎を発症する。血清HBV-DNAが20 IU/mL以上となった時点で核酸アナログを開始する。

◆ C型慢性肝炎
◎ポイント

● 非代償性肝硬変を含む，すべてのC型肝炎が抗ウイルス療法の対象となる。

● 遺伝子型(ゲノタイプ)を問わず，初回治療，再治療ともにDAA併用によるIFNフリー治療が第1選択。

● **ソホスブビルを含む処方は，重度の腎機能障害(eGFR<30 mL/分/1.73 m^2)または透析患者に対しては禁忌。**

図 3-1　免疫抑制・化学療法により発症する B 型肝炎対策
ガイドライン

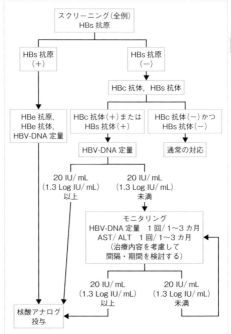

（日本肝臓学会肝炎診療ガイドライン作成委員会編, B 型肝炎治療ガイドライン（第 3.4 版）2021 年 5 月, 東京：日本肝臓学会, 2021《https://www.jsh.or.jp/lib/files/medical/guidelines/jsh_guidelines/B_v3.4.pdf》（2021 年 5 月閲覧）より引用）

◎概念・定義

●血液, 体液を介して感染する。1990 年以前の輸血・血液製剤, 違法静注薬物の使用, タトゥー, 適切に消毒がされていない器具を使った鍼治療, 針刺し事故などが原因とな

る。出産時や性交渉での感染はまれ。感染源が不明な症例
も少なくない。
● HCV に感染すると急性肝炎を起こすことがあるが，多く
は無症状で経過する。HCV 感染のうち 6〜8 割が慢性化す
る。慢性化するとほとんどは自然排除されない。
● C 型慢性肝炎は，治療をしないと 10〜30%の症例が肝硬
変へ進行する。**肝硬変への進行には数十年を要する。**

病歴・症状
● C 型慢性肝炎のほとんどは無症状で経過する。一部の患
者では，倦怠感，食欲不振，上腹部不快感などの非特異的
な症状を呈する。
● 1/3 程度で ALT が正常範囲内で推移すると報告されてい
る。多くは健康診断などでの血液検査がきっかけとなり発
見される。
● HCV 感染リスク因子の有無を確認するのと同時に，B 型
肝炎同様に他の慢性肝炎の原因となる要素の有無を確認す
る。

身体所見
●疾患に特異的な身体所見はない。肝硬変へ進展していない
場合には，身体診察で異常を認めない。

検査
● ALT 上昇などから C 型慢性肝炎を疑った場合，まず HCV
抗体を調べる。過去の感染者でも HCV 抗体で低抗体価を
示すことがあるため，診断確定のためには HCV-RNA を測
定する。
● HCV 感染が確定したら，遺伝子型を調べる。
● B 型肝炎同様に，血小板数は肝線維化の簡便な指標となる。
●肝線維化の指標として，FIB-4 index が知られる。FIB-4＞
3.25 を線維化進展例と考える。

計算式：

$$(AST × 年齢（歳）)/((10 × 血小板数万/\mu L) × \sqrt{ALT})$$

治療

- 第2世代 IFN フリーの DAA（直接作用型抗ウイルス薬）治療の著効率は 95％以上であり，かつ忍容性・安全性に優れる。HCV を排除することにより，肝癌のリスクを下げることができるため，肝癌を有していないすべての C 型肝炎患者で，治療の適応があるか検討することが重要。

- 非代償性肝硬変を含むすべての C 型肝炎症例が抗ウイルス治療の対象となるが，ALT 値上昇例（ALT 30 U/L 超），あるいは血小板数低下例（血小板 15 万/μL 未満）の C 型肝炎患者は，抗ウイルス治療の良い適応である。

- 肝病変以外の合併疾患により予後が不良である場合は治療対象としない。

- ALT 30 U/L 以内，かつ血小板数 15 万/μL 以上の症例については，肝発癌リスクが低いことを考慮に入れて抗ウイルス治療の適応を決める。ただし高齢者では ALT 30 U/L 以内かつ血小板数 15 万/μL 以上でも発癌リスクは低くはないことに留意すべきである。高齢，線維化進展例（線維化 F2 以上または血小板数 15 万/μL 未満），男性が肝細胞癌の独立したリスク因子。

- ハーボニー®，ソバルディ®＋レベトール®，エプクルーサ®は重度の腎障害または透析患者では投与禁忌。

- ソホスブビルはアミオダロンとの併用で重篤な心拍数低下をきたす。そのため両薬の併用は可能な限り避ける。

- 遺伝子型を問わず，初回治療，再治療ともに DAA 併用による IFN フリー治療が第一選択となる。

- DAA 治療歴のない慢性肝炎および代償性肝硬変における抗ウイルス薬の選択を図 3‑2 に示す。

- マヴィレット®はすべての遺伝子型に使用可能（パンジェノタイプ）。また，重篤な腎機能障害例や DAA 治療失敗例でも使用可能。

図3 2 DAA治療歴のないC型慢性肝炎，C型代償性肝硬
変に対する抗ウイルス療法

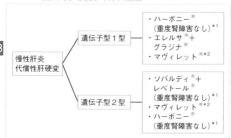

*1 重度の腎機能障害(eGFR<30 mL/分/ 1.73 m²)または透析を
必要とする腎不全の患者に対するソホスブビルの投与は禁忌。
*2 慢性肝炎では8週間投与，代償性肝硬変では12週間投与。
他の薬剤は慢性肝炎，代償性肝硬変ともに12週間投与が標
準。

(日本肝臓学会肝炎診療ガイドライン作成委員会編．C型肝炎治療ガイドラ
イン(第8版)．東京：日本肝臓学会，2020《https://www.jsh.or.jp/lib/files/
medical/guidelines/jsh_guidlines/C_v8_20201005.pdf》(2021年3月閲覧)を
参考に作成)

[処方例]
遺伝子型1型(以下のいずれかを選択する)：
□ハーボニー®配合錠　1日1回1錠(食事関係なし)12週
　間
□エレルサ®1錠+グラジナ®2錠　1日1回(食事関係なし)
　12週間
□マヴィレット®配合錠　1日1回3錠食後8週間(慢性
　肝炎)，12週間(代償性肝硬変)

遺伝子型2型(以下のいずれかを選択する)：
□ハーボニー®配合錠　1日1回1錠(食事関係なし)12週
　間
□マヴィレット®配合錠　1日1回3錠 食後8週間(慢性
　肝炎)，12週間(代償性肝炎)

□ソバルディ®１日１回１錠 食後＋レベトール®１日３〜５
　カプセルを分２食後
　〔レベトール®投与量は体重 60 kg 以下で１日３カプセ
　ル（朝１カ，夕２カ），60 kg 超 80 kg 以下で４カプセル
　（朝，夕２カずつ），80 kg 超で５カプセル（朝２カ，夕
　３カ）〕

28

●非代償性肝硬変では，IFN フリー治療の前に全身状態の評
　価が必須。すべての遺伝子型においてエプクルーサ® の 12
　週間投与が選択肢となる。非代償性肝硬変の Child-Pugh
　分類 C の症例における IFN フリー治療（エプクルーサ®）に
　ついては，肝臓専門医によって治療方針が決定され，投与
　する場合には慎重な経過観察を行う。
●なかでも Child-Pugh 分類スコア 13〜15 点の症例はエプ
　クルーサ® の国内臨床試験に組み入れられておらず，安全
　性が担保されていない。

■文献

1. 日本肝臓学会 肝炎診療ガイドライン作成委員会編．B 型
　肝炎治療ガイドライン（第 3.4 版）2021 年 5 月．東京：日
　本肝臓学会，2020《https://www.jsh.or.jp/lib/files/medical/
　guidelines/jsh_guidlines/B_v3.4.pdf》（2021 年 5 月閲覧）．
2. 日本肝臓学会 肝炎診療ガイドライン作成委員会編．C 型
　肝炎治療ガイドライン（第 8 版）．東京：日本肝臓学会，
　2020《https://www.jsh.or.jp/lib/files/medical/guidelines/
　jsh_guidlines/C_v8_20201005.pdf》（2021 年 3 月閲覧）．

■肝硬変

□ポイント

●肝硬変は慢性肝疾患の終末像で，肝炎ウイルスの持続感染，アルコール，その他の疾患が原因となる。

●初期には無症状のことが多いが，進行し非代償性肝硬変になると，黄疸，腹水，末梢浮腫，手掌紅斑，女性化乳房などをきたす。

●治療の主体は，肝予備能の維持と合併症のコントロールである。

□概念・定義

●肝硬変 liver cirrhosis は長期にわたる肝組織の傷害に基づく変化で，慢性肝炎あるいは慢性肝障害に起因する（日本消化器病学会編. 肝硬変診療ガイドライン2015改訂第2版. 東京：南江堂，2015）。さまざまな慢性肝疾患の終末像である。

●慢性肝障害の原因として，肝炎ウイルスの持続感染，アルコール過剰摂取，非アルコール性脂肪肝炎（NASH），原発性胆汁性胆管炎（PBC），原発性硬化性胆管炎（PSC），自己免疫性肝炎，遺伝性疾患（α_1-アンチトリプシン欠損症，Wilson 病，ヘモクロマトーシスなど），薬剤性，中毒性，サルコイドーシス，移植片対宿主病，Budd-Chiari 症候群，慢性うっ血性心不全，二次性胆道閉塞などがある。

●病理学的には，びまん性にコラーゲンで構成される線維性隔壁に囲まれた再生結節（偽小葉）が形成される。

□病歴・症状

●初期には無症状もしくは非特異的な症状である倦怠感，食欲低下，体重減少を認めることがある。

●非代償期になると，黄疸，腹水による腹部膨隆，浮腫を認めるようになる。下肢のこむらがえり（有痛性筋痙攣）も，肝硬変で高頻度に認められる。

●女性では無月経を訴えることがある。

● PBC では早期から瘙痒を訴えることがある。

●肝硬変の原因によっては，現病に伴う肝臓外の症状を訴え

るXことXがある。ヘモクロマトーシスによる陰萎，自己免疫
性肝炎に伴う関節痛など。
●遺伝性疾患は家族歴が参考になる場合がある。

身体所見

●くも状血管腫（通常多発する），手掌紅斑，黄疸，女性化乳
房，腹水，精巣萎縮。
●肝性脳症があると羽ばたき振戦，肝性口臭，見当識障害，
意識障害を認めることがある。
●血小板減少，出血傾向に伴う紫斑。
●ヘモクロマトーシスでは皮膚の色素沈着を認める。

検査

●血算では肝線維化の進行とともに血小板減少が進む。脾腫
が進行すると血小板のみならず，汎血球減少をきたす。
●肝合成能の低下を反映して，アルブミン低値，コレステロー
ル低値，コリンエステラーゼ低値，PT 延長を認める。
●アミノトランスフェラーゼ値は軽度上昇していることが多
い。一般に AST＞ALT となる。ただし，AST，ALT が正
常でも肝硬変を除外できない。
● PBC，PSC などでは，胆道系酵素上昇。
●ビリルビン値上昇（抱合能の低下を反映して間接ビリルビ
ンの割合が上昇する）。
● γ グロブリン上昇。
●肝線維化の血清マーカーであるヒアルロン酸，IV型コラー
ゲン・IV型コラーゲン–7S，Ⅲ型プロコラーゲン N 末端ペ
プチド（P-Ⅲ-P），M2BPGi が異常値を示す。
●近年，ウイルス性肝炎から進展した肝硬変の割合は減少傾
向にあるものの，依然として大きな割合を占める。そのた
め，まず HBs 抗原（場合によっては HBc 抗体），HCV 抗体
を調べる。これらが陰性であれば，それ以外の原因を疑っ
て以下の項目を調べる。

□**自己免疫性肝炎，PBC を疑う場合**：抗核抗体，抗ミトコンドリア抗体

□**ヘモクロマトーシスを疑う場合**：血清鉄，フェリチン，総鉄結合能（TIBC），トランスフェリン飽和度

□ **Wilson 病を疑う場合**：血清銅，血清セルロプラスミン値

29

●超音波，腹部 CT，MRI では肝縁の鈍化，肝表面の凹凸不整，肝臓の萎縮，脾腫，側副血行路，腹水などを認める。

●肝硬変の重症度の指標として，Child-Pugh 分類がある（表3-7）。

●肝硬変の患者，あるいは肝硬変を疑う患者に中等量以上の腹水を認める場合，腹水の原因を明らかにするため，診断的な腹腔穿刺を行い以下の項目を調べる。

表 3-7　Child-Pugh 分類

項目	ポイント		
	1	2	3
腹水	ない	少量	中等量
総ビリルビン(mg/dL)	<2.0	2.0～3.0	>3.0
血清アルブミン(g/dL)	>3.5	2.8～3.5	<2.8
プロトロンビン時間			
コントロールからの延長時間(秒)	<4	4～6	>6
INR	<1.7	1.7～2.3	>2.3
脳症	なし	軽度	中等度以上

各項目のポイントを合計してスコアを算出する

Child-Pugh 分類	スコア
A	5～6 点
B	7～9 点
C	10～15 点

(Pugh RN, et al. Transection of the oesophagus for bleeding oesophageal varices. Br J Surg. 1973; 60: 646-9. PMID: 4541913)

□細胞数および細胞分画，蛋白，アルブミン
・下記を疑う場合はあわせて調べる
□ **SBPを疑う場合**：細菌培養(血液培養ボトルでの採取で感度が上昇)
□ **癌の腹膜転移を疑う場合**：乳酸デヒドロゲナーゼ(LDH)，細胞診

29

●血清アルブミンと腹水アルブミン値の差は，血清腹水アルブミン勾配(SAAG)といい，1.1 g/dL以上の場合，門脈圧亢進症による腹水を示唆し，そのほとんどは肝硬変による。

● SAAG≧1.1 g/dLのその他の原因として劇症肝炎，アルコール性肝炎，Budd-Chiari症候群，veno-occlusive disease，右心不全による静脈うっ滞がある。

● SAAG<1.1 g/dLの原因には癌の腹膜播種，結核性腹膜炎，ネフローゼ症候群，膵炎に伴う腹水，蛋白漏出性胃腸症などがある。これらは利尿剤に対する反応が不良なことが多い。

●肝硬変の原因によっては，早期の介入で可逆的となりうる。通常生検は行わないが，生検結果により治療方針および予後が大きく変わる可能性のあるときに生検を行うことがある。

●予後予測には，Child-Pugh分類，MELDスコアが用いられる。MELDスコアは非代償性肝硬変の短期予後の予測に有用。Child-Pugh分類，MELDスコアを含めた**肝予備能評価スコア**は，日本肝臓学会ウェブサイトに掲載されており算出できる(《https://www.g-station-plus.com/pages/score》(2021年3月閲覧))。

◎治療
●治療目標は大きく，肝予備能の維持と合併症のコントロールである。

1. 肝予備能の維持
薬物療法：
● PBCではウルソデオキシコール酸の投与により予後が改

善する。

● B型肝硬変では，代償性，非代償性とも核酸アナログ製剤が第1選択薬である。

● C型代償性肝硬変は，直接作用型抗ウイルス薬（DAA）の適応。

栄養療法：

● Child-Pugh 分類 A の肝硬変を含めて，肝硬変患者の低栄養状態の割合は高い。肝硬変に特徴的な栄養障害は蛋白エネルギー低栄養状態（体水分量の増加，脂肪の減少，骨格筋量の減少（サルコペニア））である。

●肝硬変患者では血中の分岐鎖アミノ酸（BCAA）濃度が低下し，芳香族アミノ酸（AAA）が増加するため，Fischer 比（BCAA/AAA モル比）が低下する。肝硬変患者に対する BCAA 製剤投与は低アルブミン血症の改善，脳症，QOL の改善に有用。

●食事摂取良好なら経口 BCAA 製剤，食事摂取不良なら肝不全用経腸栄養剤を投与する。

●夕食後から翌朝の食事までの絶食を避ける目的で使用される，就寝前補食（LES）に関するエビデンスレベルは低いものの，エネルギー代謝や QOL を改善するとされる。200 kcal 程度の補食（おにぎり，肝不全用経腸栄養剤など）が推奨される。

●適切なエネルギー量（25～35 kcal/kg 標準体重 / 日）と蛋白質量（1.0～1.5 g/kg 標準体重/日）を投与する。

2. 合併症のコントロール

腹水：

●塩分制限（1 日 5～7 g）を行う。極端な塩分制限により経口摂取量が低下すると，栄養状態の悪化を招くので注意。

●利尿薬では，ループ利尿薬としてフロセミド，抗アルドステロン薬のスピロノラクトンが基本。これらでコントロール不良ならばトルバプタンを併用することがある。

●比較的少量の腹水の場合，スピロノラクトン単剤 25～100 mg を投与することがある。これが無効の場合や，中等量以上の腹水，末梢浮腫を伴う場合には，スピロノラク

トンとフロセミドを併用。欧米ではフロセミド 160 mg, スピロノラクトン 400 mg まで用いられるが, **本邦では, 経口投与の場合, 添付文書でフロセミド 80 mg, スピロノラクトン 100 mg が上限とされる。**

- 利尿剤投与時には, 低ナトリウム血症, 高カリウム血症, BUN および Cr の上昇に留意する。過度の利尿により肝性脳症が誘発されることがある。
- **ループ利尿薬と抗アルドステロン薬で効果が不十分ならばトルバプタン 3.75〜7.5 mg の併用を考慮する。**
- 難治性腹水に対して大量腹水ドレナージ, 腹水濾過濃縮再静注療法(CART), 経頸静脈的肝内門脈静脈短絡術(TIPS), 腹腔静脈シャント(デンバー・シャント)も試みられる。

SBP(特発性細菌性腹膜炎):

- 消化管穿孔など外科的治療の対象となるような疾患がなく, 細菌性腹膜炎をきたす病態。ほぼ 100% 腹水を伴う肝硬変患者でみられる。
- 臨床症状は発熱, 腹痛, 肝性脳症など。腹痛を認めない場合も少なくないので, 肝硬変患者が発熱, 腹水増加, 肝性脳症をきたした場合には, 必ず SBP を疑い腹腔穿刺と血液培養を行う。
- 診断基準は腹水中の好中球数が 250/mm^3 以上または腹水感染の徴候を認める場合。
- 起炎菌は大腸菌, クレブシエラ, 肺炎球菌が多く, 通常は単一菌で起こる。培養結果を待たずに経験的に抗菌薬を開始する。

[処方例]
□セフトリアキソン点滴静注 1 回 2 g を 24 時間ごと

肝性脳症:

- 誘因として, 消化管出血, 便秘, 蛋白質の過剰摂取, 尿毒症, 電解質異常(特に低カリウム血症), SBP を含む感染症, 薬剤(ベンゾジアゼピン系など), 脱水などがある。
- まず, 可能な限り誘因を除去する。ただし蛋白質の制限は,

頻回に肝性脳症を繰り返すような場合に限る。
●顕性の肝性脳症を発症した場合には，肝不全用アミノ酸製剤を点滴静注する。
●ラクツロースを経口投与または経鼻胃管から投与。用量の目安は1日2～3回の軟便の排出。

29

[処方例]
□ラクツロース・シロップ60％ 30～60 mLを2～3回に分割し，排便状態をみながら調節。
・上記の治療により，48時間以内に高アンモニア血症の改善を認めないときには，リファキシミンの投与を考慮する。
□ リフキシマ® 200 mg錠を1回2錠1日3回毎食後

食道静脈瘤：
●非選択性β遮断薬は，食道静脈瘤出血の一次予防に有用。
●形態が大きく（F2以上で），red-color sign陽性の場合，内視鏡的硬化療法（EIS）または内視鏡的食道静脈瘤結紮療法（EVL）の適応。
●静脈瘤出血後の二次予防には，内視鏡治療と非選択性β遮断薬の併用が推奨される。
●静脈瘤出血時にはEVLでの止血を行う。これで止血できないならば，Sengstaken-Blakemoreチューブを挿入して止血を図る。

■文献

1. 日本消化器病学会編. 肝硬変診療ガイドライン2015改訂第2版. 東京：南江堂, 2015.
2. Pugh RN, Murray-Lyon IM, Dawson JL, et al. Transection of the oesophagus for bleeding oesophageal varices. Br J Surg. 1973; 60: 646-9. PMID: 4541913

■胆石症

● 本項では，胆石に関連した疾患である**胆嚢結石** gallbladder stone，**急性胆嚢炎** acute cholecystitis，**胆管炎** cholangitis について述べる。

◆胆嚢結石・急性胆嚢炎
◎ポイント
● 胆石発作の疼痛は 15～30 分程度でピークに達し，その後，鈍痛が持続する。右肩甲骨から右肩へ放散痛を伴うことがある。
● **疼痛が 6 時間を超えて持続する場合は急性胆嚢炎を疑う。**
● **無症候性胆嚢結石は原則，治療不要。**

◎概念・定義
● 胆嚢に形成された結石または胆泥が，胆嚢管に嵌頓することで生じる痛みが胆石発作。嵌頓が解除されないと胆嚢に炎症をきたし**急性胆嚢炎**に進展する。
● 無石胆嚢炎は，中心静脈栄養，多発外傷，火傷，敗血症などの重症患者でみられ，胆嚢壁の圧上昇や壁の虚血などが関与する。

◎病歴・症状
● 胆石発作は食後 30 分程度に，心窩部痛または右上腹部痛として出現する。痛みは 15～30 分程度でピークに達し，持続性の鈍痛となる。ときに右肩甲骨から右肩へ放散する。数時間で軽快し，6 時間以上持続する場合には急性胆嚢炎を疑う。
● **食後，特に高脂肪食を摂取した後に出現することが多いが，就寝中の発作もしばしばみられる。**
● 痛みは放屁，排便により改善しない。
● 急性胆嚢炎では疼痛に加えて発熱を認めることがある。その他に悪心，嘔吐をきたすことがある。
● 無石胆嚢炎は，患者の意識がない，または人工呼吸管理下で鎮静されていることが少なくない。そのような場合には，

不明熱や血液検査上の炎症反応が契機で発見される。

◎身体所見
●胆石発作では身体所見に異常を認めない。
●胆嚢炎では右上腹部に圧痛を認める。右上腹部を触診しながら患者に吸気させると，痛みのため吸気が止まる(Murphy 徴候)。Murphy 徴候は急性胆嚢炎に高い特異度を示すが，感度は低い(この徴候がなくても急性胆嚢炎を否定できない)。
●**胆石発作や急性胆嚢炎では，通常黄疸を認めない。**

◎検査
●胆石発作では，通常血液検査の異常を認めない。
●急性胆嚢炎では白血球増多，CRP 上昇を認める。通常，アミノトランスフェラーゼや胆道系酵素，ビリルビン値は正常。これらが上昇しているときは，**総胆管結石やMirizzi 症候群**を疑う。
●診断のための検査の第1選択は腹部超音波検査。胆石発作では，胆嚢管に嵌頓した結石を認めることはあるが，胆嚢壁の肥厚や胆嚢周囲の液体貯留はない。急性胆嚢炎では，胆嚢の腫大，胆嚢壁の肥厚，胆嚢周囲の液体貯留を認める。超音波プローブを胆嚢に当てたときに，痛みのため呼吸が止まる sonographic Murphy 徴候を認める。
●無石胆嚢炎では，腫大した胆嚢，胆嚢壁の肥厚，胆嚢周囲の液体貯留を認める。
●診断が確定したら重症度分類を行い，それに応じた対応をする(表3 8)。

◎治療
●無症候性胆嚢結石は治療の対象にならない。例外は磁器様胆嚢で，胆嚢癌のリスクが高いため胆嚢摘出の適応。
●胆石発作，胆嚢炎の疼痛コントロールには NSAIDs を用いる。無効時には麻薬系鎮痛薬を用いる。
●胆嚢炎に対しては，全例で禁食，補液，鎮痛薬，抗菌薬投与を行う。

表 3-8　TG18/TG13 急性胆嚢炎重症度判定基準

重症急性胆嚢炎（Grade Ⅲ）

急性胆嚢炎のうち，以下のいずれかを伴うもの
・循環障害（ドパミン≧5 µg/kg/分，もしくはノルアドレナリンの使用）
・中枢神経障害（意識障害）
・呼吸機能障害（PaO₂/FiO₂ 比＜300）
・腎機能障害（乏尿，もしくは Cr>2.0 mg/dL）
・肝機能障害（PT-INR>1.5）
・血液凝固異常（血小板＜10 万/mm³）

中等症急性胆嚢炎（Grade Ⅱ）

急性胆嚢炎のうち，以下のいずれかを伴うもの
・白血球数 >18,000/mm³
・右季肋部の有痛性腫瘤触知
・症状出現後 72 時間以上の症状の持続
・顕著な局所炎症所見（壊疽性胆嚢炎，胆嚢周囲膿瘍，肝膿瘍，胆汁性腹膜炎，気腫性胆嚢炎などを示唆する所見）

軽症急性胆嚢炎（Grade Ⅰ）

急性胆嚢炎のうち，「中等症」，「重症」の基準を満たさないもの

急性胆嚢炎と診断後，ただちに重症度判定基準を用いて重症度判定を行う。非手術的治療を施こした場合，重症度判定基準を用いて 24 時間以内に 2 回目の重症度を判定し，以後は適宜，判定を繰り返す。

（Yokoe M, et al. New diagnostic criteria and severity assessment of acute cholecystitis in revised Tokyo Guidelines. J Hepatobiliary Pancreat Sci. 2012; 19: 578-85. PMID: 22872303 より）

●起炎菌は腸内細菌である大腸菌，クレブシエラ，エンテロバクターなどが多い。抗菌薬はこれらの細菌をターゲットにし，地域のアンチバイオグラムを参考に行う。治療で使う抗菌薬は胆管炎と同様（後述）。
●胆石発作を起こした後に急性胆嚢炎，胆管炎，急性膵炎などの合併症を起こす確率は年 2〜3％。1 回目合併症を起こすと，その後に合併症を起こす確率は年 30％。2 回目以降の合併症のほうが重症であることも少なくないため，有症状の胆嚢結石は原則手術の適応。
●急性胆嚢炎の場合には外科的治療が第 1 選択。Grade Ⅰ の場合，早期の胆嚢摘出が望ましい。Grade Ⅱ〜Ⅲ では，炎症が消退し全身状態が改善してから待機的に胆嚢摘出を行

い，急性期は抗菌薬投与と経皮的ドレナージ術を行う。
●年齢や併存疾患のため手術のリスクが高く手術を回避する場合には，経皮経肝的に胆嚢ドレナージを行う。
●胆嚢摘出が行われた場合，抗菌薬投与は24時間以内に終了する。

◆急性胆管炎

◎ポイント

●胆管炎の原因として総胆管結石，胆管狭窄（原発性硬化性胆管炎などの炎症，吻合部狭窄および悪性腫瘍による），胆管ステント閉塞などがある。
●胆管炎の典型的な症状は右上腹部痛，発熱，黄疸（Charcot（シャルコー）**三徴**）で，重症例ではこれらに加えてショック，意識障害を認める（Reynolds **五徴**）。
●胆管炎を合併すると，容易に敗血症を合併して短時間に重症化する。軽症例の一部を除き，胆管ドレナージが必要となる。
●胆嚢結石と異なり，総胆管に結石を認めた場合には，無症状でも治療の適応となる。

◎概念・定義

●胆管が結石，腫瘍，炎症などにより閉塞し，さらに胆汁の細菌感染をきたすことで生じる。
●胆道感染は，胆道内圧が上昇し胆汁内の細菌やエンドトキシンが血液・リンパ液中へ移行することで敗血症にいたり重症化する。

◎病歴・症状

●典型的な症状は，急性発症の右上腹部から心窩部の疼痛，悪寒・戦慄，発熱，黄疸。ときに悪心，嘔吐を伴う。
●右上腹部痛，発熱，黄疸をCharcot三徴という。このうち，上腹部痛と発熱を認める割合は80%以上であるのに対して，黄疸は60〜70%で認められる（急性胆管炎・胆嚢炎診療ガイドライン改訂出版委員会主催，急性胆管炎・胆嚢炎診療ガイドライン2018. 東京：医学図書出版，2018）。

●重症例ではショック, 意識障害を認め, 上記の Charcot 三
徴とあわせて Reynolds 五徴と呼ぶ。

◎身体所見
●黄疸, 発熱, 右上腹部痛
●重症例ではショック, 意識障害

◎検査

30

●炎症所見を反映して白血球増多, CRP 上昇を認める。
●血液検査では, 胆道系酵素(ALP, γ-GTP), アミノトラン
スフェラーゼ(AST, ALT)やビリルビンの上昇を認める。
ビリルビンは直接ビリルビン優位の上昇。
●急性膵炎を合併すると膵酵素(アミラーゼ, リパーゼなど)
の上昇を伴う。
●腹部超音波検査では, 肝内胆管および総胆管の拡張, とき
に総胆管結石, 胆管腫瘍などを認める。ただし, 下部胆管
の病変は描出できないこともある。より客観的な診断には
CT が有用。
●腹部超音波検査および CT にて確診が得られない場合には
MRI/MRCP を行う。
●臨床所見, 検査所見から重症度判定を行う(表3-9)。

◎治療
●病状が急激に進行することがある。重症度を評価したうえ
で, 迅速に対応する。
●全例で禁食, 輸液, 抗菌薬, 鎮痛薬の投与を行う。抗菌薬
の種類は重症度と原因により選択。
●軽症で抗菌薬投与により改善すれば, 胆管ドレナージ術は
不要。ただし, 初期治療に反応しない場合には胆管ドレナー
ジ術を考慮する。
●中等症では早期, 重症では適切な臓器サポートを行いつつ
緊急で胆管ドレナージ術(ERCP, 経皮的, 外科的のいずれ
か)を行う。
●抗菌薬は急性胆囊炎の場合と同様に, 主として腸内細菌を
ターゲットに投与する。

表3-9 TG18/TG13 急性胆管炎重症度判定基準

重症急性胆管炎(Grade Ⅲ)

急性胆管炎のうち,以下のいずれかを伴うもの
・循環障害(ドパミン≧5 μg/kg/分,もしくはノルアドレナリンの使用)
・中枢神経障害(意識障害)
・呼吸機能障害(PaO_2/FiO_2 比<300)
・腎機能障害(乏尿,もしくは Cr>2.0 mg/dL)
・肝機能障害(PT-INR>1.5)
・血液凝固異常(血小板<10 万/mm³)

中等症急性胆管炎(Grade Ⅱ)

初診時に,以下の5項目のうち2つ該当するもの
・白血球数>12,000,もしくは<4,000/mm³
・発熱(体温≧39℃)
・年齢(75 歳以上)
・黄疸(総ビリルビン≧5 mg/dL)
・アルブミン(<標準値×0.73 g/dL)
上記の項目に該当しないが,初期治療に反応しなかった急性胆管炎も「中等症」とする

軽症急性胆管炎(Grade Ⅰ)

急性胆管炎のうち,「中等症」,「重症」の基準を満たさないもの

注1)肝硬変,慢性腎不全,抗凝固療法中の患者については別途参照。
注2)急性胆管炎と診断後,診断から24時間以内,および24〜48時間のそれぞれの時間帯で,重症度判定基準を用いて重症度を繰り返し評価する。

(Kiriyama S, et al. Tokyo Guidelines 2018: diagnostic criteria and severity grading of acute cholangitis(with videos). J Hepatobiliary Pancreat Sci. 2018; 25: 17-30. PMID: 29032610 より)

[投与例]
□軽症例:セフメタゾール(セフメタゾン®)1日2gを分2,12時間ごと点滴静注
□中等症:タゾバクタム・ピペラシリン(タゾピペ®)1回4.5gを8時間ごと点滴静注
□重症例,医療関連感染:腸球菌,緑膿菌,嫌気性菌を含めてカバーする。
メロペネム(メロペン®)1回1gを8時間ごと±バンコマイシン(塩酸バイコマイシン®)1回1gを12時間ごと点滴静注

●胆管ドレナージがなされて菌血症がないならば，抗菌薬は4〜7日間投与する。腸球菌，レンサ球菌などのグラム陽性菌による菌血症の場合は，2週間以上投与する。

■文献

1. Yokoe M, Takada T, Strasberg SM, et al. New diagnostic criteria and severity assessment of acute cholecystitis in revised Tokyo Guidelines. J Hepatobiliary Pancreat Sci. 2012; 19: 578-85. PMID: 22872303
2. 急性胆管炎・胆囊炎診療ガイドライン改訂出版委員会主催. 急性胆管炎・胆囊炎診療ガイドライン 2018. 東京：医学図書出版，2018.
3. Kiriyama S, Kozaka K, Takada T, et al. Tokyo Guidelines 2018: diagnostic criteria and severity grading of acute cholangitis (with videos). J Hepatobiliary Pancreat Sci. 2018; 25: 17-30. PMID: 29032610

■急性膵炎

◎ポイント

- **●原因として多いのはアルコールと胆石である。**
- ●急性膵炎 acute pancreatitis の診断をしたら重症度を判定し，重症度に応じた治療を行う。重症度判定は繰り返し行う。
- ●発症早期の大量輸液，禁食，鎮痛が治療の中心。臓器不全を合併する場合には，それらへの対応をまず行う。
- ●軽症では症状が軽快次第，経口摂取を開始する。重症例では，48 時間以内に経腸栄養を開始する。
- ●胆管炎合併もしくは胆管閉塞が遷延する胆石性急性膵炎は早期の ERCP の適応である。

◎概念・定義

- ●膵臓の急性炎症で，周囲の組織，隣接臓器に炎症が波及し，さらに全身性炎症反応症候群(SIRS)を惹起することがある。
- ●画像所見に基づく分類では，間質性浮腫性膵炎と壊死性膵炎に大別される。前者は造影 CT で造影不良域を伴わない膵炎で，多くの場合発症後 1 週間以内に臨床症状は改善する。後者は膵実質または膵周囲組織の両者またはいずれか一方が壊死に陥ったものであり，間質性浮腫性膵炎と比較して合併症発生率が高い。
- ●成因としては，アルコール，胆石，薬剤，遺伝性，ERCP後などがあるが，アルコールと胆石が多い。
- **●慢性膵炎の急性増悪も急性膵炎として扱う。**

◎病歴・症状

- ●急性に発症する強い心窩部痛があり，しばしば背部への放散や背部痛がある。**疼痛の強さはオピオイドによる除痛を要するくらい強い。**
- ●腹痛，背部痛は持続性で増悪する傾向にある。
- ●腹痛は仰臥位で増悪，前傾姿勢で軽減することが多い。
- ●多くは悪心，嘔吐を伴う。

●胆石による急性膵炎の場合, 腹痛は急激に始まる。アルコール性, 薬剤性, 代謝性などの場合はやや緩徐に発症する。

●炎症が進むと, 呼吸困難, 意識障害, 鼓腸, 発熱を伴うことがある。

●**服用薬を確認する。ステロイド, オピオイド, バルプロ酸などが原因となることがある。**

◎身体所見

●頻脈, 低血圧を認めることがある。

31

●上腹部に圧痛を認める。

●イレウスのため, 腸蠕動音は低下し腹部は膨隆する。

●炎症の拡大に伴い, 腹膜刺激症状, 筋性防御を認めるようになる。

●胸水貯留または ARDS があると, 頻呼吸, SpO_2 低下を認める。

●胆石による急性膵炎では, 黄疸を認めることがある。

● Grey-Turner 徴候(側腹部の斑状出血)および Cullen(カレン)徴候(臍周囲の斑状出血)は, 膵臓壊死に伴う後腹膜出血を示唆する所見だが, 急性膵炎に特異的ではない。急性膵炎では 1% 未満で発生し, 予後不良の徴候である。

◎検査

●診断基準を表 3 10 に示す。

●血算, 生化学, 膵酵素(アミラーゼ, リパーゼ), CRP, 血液ガスを測定する。

●胆石, アルコール多飲の病歴がないときには中性脂肪を測定する。

●リパーゼはアミラーゼと比較して, 発症後から上昇までの時間が短く, 正常化するまでの時間も長い。発症から 24時間以上経過してから来院した場合, アミラーゼが上昇していなければリパーゼを確認する。

●アミラーゼは発症後 6〜12 時間以内に上昇, 半減期は約10 時間。3〜5 日間で正常化。リパーゼは発症後 4〜8 時間以内に上昇, 8〜14 日以内に正常化。

●リパーゼはアミラーゼと比較して, より膵疾患に特異的。

表3−10 急性膵炎の診断基準（厚生労働省難治性膵疾患に関する調査研究班 2008 年）

1. 上腹部に急性腹痛発作と圧痛がある
2. 血中または尿中に膵酵素の上昇がある
3. 超音波，CT または MRI で膵に急性膵炎に伴う異常所見がある

上記3項目中2項目以上を満たし，他の膵疾患および急性腹症を除外したもの。ただし，慢性膵炎の急性増悪は急性膵炎に含める

注）膵酵素は膵特異性の高いもの（膵アミラーゼ，リパーゼなど）を測定することが望ましい。

（武田和憲ほか，急性膵炎の診断基準・重症度判定基準最終改訂案，厚生労働科学研究補助金難治性疾患克服研究事業難治性膵疾患に関する調査研究，平成 17 年度総括・分担研究報告書，2006：27-34．より）

しかし，アミラーゼもリパーゼも膵疾患以外で上昇をきたすことがある。
●炎症所見を反映して白血球数，CRP 値が上昇。
●血液濃縮のため Hb，Ht が上昇。
●重症例では血清 Ca 値が低下する。
●腹部単純 X 線検査では，イレウス像，拡張した大腸の急な途絶（colon cut-off sign），左上腹部の局所的な小腸拡張像（sentinel loop sign）などを認めることがある。
●腹部超音波検査では，膵腫大や膵周囲の炎症性変化を認める。また，胆道結石，総胆管拡張など急性膵炎の原因検索にも有用。ただし，重症例では腸管ガスなどの影響で膵臓およびその周囲の描出が困難なことがある。
●腹部 CT は腹部超音波検査で描出しにくい部分を含めて評価できる利点がある。腎機能に問題がなければ，ダイナミック CT が望ましい。造影 CT により造影不良域の評価，膵腫瘍の有無を確認できる。
●胆石性急性膵炎のうち，胆管炎合併例と胆管通過障害の遷延がある症例は，早期の ERCP（診断から 24 時間以内）の適応である。そのため，胆石性急性膵炎では，胆管炎または胆管閉塞がないかの評価を優先して行う。
・胆石性膵炎では，胆道系酵素（ALP，γ-GTP），ビリルビン，アミノトランスフェラーゼ値の上昇を認める。胆管閉塞があると，これらの値は時間経過とともに増悪する。

- 腹部超音波検査で総胆管結石や総胆管拡張を認めれば，胆石性急性膵炎の可能性が高くなる。
- CT では総胆管結石が描出されないことも少なくないため，総胆管に結石がないことで胆石性急性膵炎を除外することはできない。
- 総胆管結石による胆管閉塞が疑われるものの，上記検査で判別がつかないときには MRCP を行う。あるいは総胆管結石の存在が強く疑われる場合には，結石の内視鏡的治療を前提に ERCP を行う。

31

■治療

- 重症度判定基準を表3-11 に示す。診断から 24 時間以内，および 24〜48 時間で重症度を繰り返し評価する。また，診断から 3 時間以内に造影 CT を行い，CT grade による重症度判定を行う。
- CT grade に加えて，重症度判定基準の予後因子の評価を行い重症と判断され，かつ自施設で対応ができない場合には，高次施設へ転送する。転送の "golden time" は発症から 48 時間以内。
- 血管透過性亢進によりサードスペースへの血漿の喪失，血管内脱水があるため，初期には生理食塩水や乳酸リンゲル液による大量輸液（5〜10 mL/kg/時）を行い，平均血圧 65 mmHg 以上，尿量 0.5 mL/kg/時を保つ。
- これらの目標値が維持できれば大量輸液を終了して輸液量を調整する。
- 高齢者，心機能または腎機能が低下した患者では過剰輸液にならないよう，注意深くモニタリングをしつつ輸液を行う。
- ブプレノルフィン（レペタン®），ペンタゾシンなどを用いて疼痛のコントロールを行う。
- 胆石性急性膵炎のうち，胆管炎合併例と胆道通過障害の遷延を疑う症例では，早期の ERCP を行う。これらに該当しない場合の早期 ERCP の有用性は否定的。
- 軽症例では，禁食，輸液，除痛を行い，悪心，嘔吐，腹痛，イレウスの徴候がなくなり次第，流動食より経口摂取を再

表3-11 急性膵炎の重症度判定基準（厚生労働省難治性膵疾患に関する調査研究班2008年）

A. 予後因子（予後因子は各1点とする）

① Base Excess≦−3 mEq/L，またはショック（収縮期血圧≦80 mmHg）
② PaO₂≦60 mmHg（room air），または呼吸不全（人工呼吸管理が必要）
③ BUN≧40 mg/dL（or Cr≧2 mg/dL），または乏尿（輸液後も1日尿量が400 mL以下）
④ LDH≧基準値上限の2倍
⑤ 血小板数≦10万/mm³
⑥ 総Ca≦7.5 mg/dL
⑦ CRP≧15 mg/dL
⑧ SIRS診断基準における陽性項目数≧3
⑨ 年齢≧70歳

SIRS診断基準項目：（1）体温＞38℃または＜36℃，（2）脈拍＞90回/分，（3）呼吸数＞20回/分または PaCO₂＜32 Torr，（4）白血球数＞12,000/mm³か＜4,000/mm³または10％幼若球出現

B. 造影CT Grade
①炎症の膵外進展度

前腎傍腔	0点
結腸間膜根部	1点
腎下極以遠	2点

②膵の造影不良域
膵を便宜的に3つの区域（膵頭部，膵体部，膵尾部）に分け判定する

①＋② 合計スコア

各区域に限局している場合，または膵の周辺のみの場合	0点
2つの区域にかかる場合	1点
2つの区域全体を占める，またはそれ以上の場合	2点

1点以下	Grade 1
2点	Grade 2
3点以上	Grade 3

重症の判定
①予後因子が3点以上，または②造影CT Grade 2以上の場合は重症とする

（武田和憲ほか，急性膵炎の診断基準・重症度判定基準最終改訂案，厚生労働科学研究補助金難治性疾患克服研究事業難治性膵疾患に関する調査研究，平成17年度総括・分担研究報告書，2006：27-34．より）

31

開する。

●重症例では 48 時間以内に経腸栄養を開始する。経腸栄養は経静脈栄養と比較して合併症が少ないことと，感染症の合併症を減少させるため推奨される。Treitz（トライツ）靭帯を越えて空腸まで挿入した経腸栄養チューブを用いることが推奨されるが，空腸へチューブを挿入できない場合には十二指腸内あるいは胃内に栄養剤を投与してもよい。

●本邦のガイドラインでは，重症例や壊死性膵炎に対する予防的抗菌薬投与は，発症早期（発症後 72 時間以内）の投与により生命予後を改善する可能性があるとして推奨されている（急性膵炎診療ガイドライン 2015 第 4 版）。その場合，膵臓への組織内移行がよいカルバペネム，キノロンなどが選択される。一方，欧米では重症例，壊死性膵炎を含めて，予防的抗菌薬投与は推奨されていない。

●血流感染症，肺炎，尿路感染症など膵外感染症が疑われる場合には，培養を採取したのち経験的に抗菌薬投与を開始する。

●臨床症状と血液検査所見の増悪があり，CT 所見を含めて総合的に感染性膵壊死が疑われる場合には，経験的に抗菌薬を投与する。それでも増悪する場合には，経皮的もしくは内視鏡的にドレナージを行う。

■文献

1. 武田和憲, 大槻　眞, 北川元二ほか. 急性膵炎の診断基準・重症度判定基準最終改訂案. 厚生労働科学研究補助金難治性疾患克服研究事業難治性膵疾患に関する調査研究, 平成 17 年度総括・分担研究報告書. 2006：27-34.

2. 急性膵炎診療ガイドライン 2015 改訂出版委員会編. 日本腹部救急医学会・厚生労働科学研究費補助金 難治性膵疾患に関する調査研究班・日本肝胆膵外科学会・日本膵臓学会・日本医学放射線学会. 急性膵炎診療ガイドライン 2015 第 4 版. 東京：金原出版, 2015.

■慢性膵炎

◎ポイント

●飲酒歴のある男性が，反復する上腹部痛を訴える場合には慢性膵炎 chronic pancreatitis を疑う。

●喫煙は膵炎の発症リスクと石灰化リスクを高めるため，**慢性膵炎の患者では禁煙を指導する。**

●慢性膵炎の治療は病期に応じて行う。代償期には腹痛の治療をしつつ，残存する膵機能を温存できるように生活指導する。非代償期には，消化吸収障害と膵性糖尿病の治療が中心となる。

◎概念・定義

●膵臓に慢性的な炎症が起こり，膵臓の内部に不規則な線維化，細胞浸潤，実質の脱落，肉芽組織，膵石の形成，膵管の不規則な拡張などの慢性変化が生じ，進行すると膵外分泌・内分泌機能の低下を伴う病態。多くは非可逆性。

●自己免疫性膵炎と閉塞性膵炎は，治療により病態や病理所見が改善することがあり，可逆性である点から，現時点では膵臓の慢性炎症として別個に扱う。

●原因としてアルコール性が最も多い。その他の原因には，遺伝性，特発性などがある。

◎病歴・症状

●上腹部から臍周囲の反復する疼痛，背部への放散痛，背部痛がある。**飲酒歴のある男性患者が食後，特に脂肪分の多い食事を摂取した後に反復する上腹部痛，背部痛を訴えるときには慢性膵炎を疑う。**

●その他の症状に悪心・嘔吐，食欲不振，腹部膨満感がある。

●代償期は腹痛が主たる症状。急性膵炎の発作を繰り返すことが多い。病期が進行して非代償期になると，腹痛の頻度は徐々に減り体重減少，脂肪便，膵性糖尿病による口渇，多飲多尿など膵臓の機能不全による症状が前面に出る。

●アルコール性が最も多い。飲酒量を必ず確認する。

●喫煙は慢性膵炎の発症リスクと石灰化リスクを高めるた

め，喫煙の有無を必ず確認する。
- 非代償期には低栄養，脂溶性ビタミン欠乏による症状（ビタミン A 欠乏による夜盲症，ビタミン D 欠乏による骨量減少，骨粗鬆症，筋痙攣，ビタミン E 欠乏による運動失調，末梢神経障害）をきたす。
- 膵炎の家族歴を確認する。
- まれに，無症状ながら，他の理由で施行された画像検査で慢性膵炎を示唆する所見を認めたことがきっかけになり診断されることがある。

◎身体所見

32

- 急性増悪時には，急性膵炎と同様の身体所見があり心窩部に圧痛を認める。
- 胆管狭窄を合併すると黄疸を認める。
- 非代償期には消化吸収障害による体重減少をきたし，BMI 低値となる。

◎検査
- 日本膵臓学会が定める「慢性膵炎臨床診断基準 2019」を表 3-12 に示す。
- 慢性膵炎増悪時に血中膵酵素の上昇を認める。一方，非代償期になると膵酵素は低値になる。
- 非代償期の慢性膵炎では，膵外分泌能の評価として BT-PABA 試験（PFD 試験）と脂肪便の確認がある。BT-PABA 試験は蓄尿が必要であり，また腎機能が悪いと正確には評価できない。**脂肪便は脂肪摂取量が少ない（40 g/日以下）と消化吸収障害が存在しても検出されないことがあるので注意を要する。**
- 腹部超音波では，主膵管の不規則な拡張を伴う膵臓の変形・萎縮，膵石や蛋白栓と思われる高エコーを認める。
- 腹部 CT では膵内の結石の存在や主膵管のびまん性の不規則な拡張を認める。
- MRCP では主膵管の不規則な拡張と分枝膵管の不規則な拡張を認める。
- 上記の画像検査の精度がよくなっており，慢性膵炎の診断

表3 12　慢性膵炎臨床診断基準2019

慢性膵炎の診断項目 ①特徴的な画像所見 ②特徴的な組織所見 ③反復する上腹部痛または背部痛 ④血中または尿中膵酵素値の異常 ⑤膵外分泌障害 ⑥1日60g以上（純エタノール換算）の持続する飲酒歴または膵炎関連遺伝子異常 ⑦急性膵炎の既往
慢性膵炎確診：a，bのいずれかが認められる 　a．①または②の確診所見 　b．①または②の準確診所見と，③④⑤のうち2項目以上 慢性膵炎準確診：①または②の準確診所見が認められる 早期慢性膵炎：③〜⑦のいずれか3項目以上と早期慢性膵炎の画像所見が認められる

注1．他の膵疾患，特に膵癌，膵管内乳頭粘液性腫瘍（IPMN）との鑑別が重要である

注2．①，②のいずれも認めず，③〜⑦のいずれか3項目以上有する症例のうち，早期慢性膵炎に合致する画像所見が確認されず，他の疾患が否定されるものを慢性膵炎疑診例とする。疑診例にはEUSを含む画像診断を行うことが望ましい

注3．③〜⑦のいずれか2項目のみ有し早期慢性膵炎の画像所見を示す症例のうち，他の疾患が否定されるものは早期慢性膵炎疑診例として，注意深い経過観察が必要である

慢性膵炎の診断項目
①特徴的な画像所見
　確診所見：以下のいずれかが認められる
　a．膵管内の結石
　b．膵全体に分布する複数ないしびまん性の石灰化
　c．MRCPまたはERCP像において，主膵管の不規則な拡張と共に膵全体に不均等に分布する分枝膵管の不規則な拡張
　d．ERCP像において，主膵管が膵石や蛋白栓などで閉塞または狭窄している場合，乳頭側の主膵管と分枝膵管の不規則な拡張
　準確診所見：以下のいずれかが認められる
　a．MRCPまたはERCP像において，膵全体に不均等に分布する分枝膵管の不規則な拡張，主膵管のみの不規則な拡張，蛋白栓のいずれか
　b．CTにおいて，主膵管の不規則なびまん性の拡張と共に膵の変形や萎縮
　c．US（EUS）において，膵内の結石または蛋白栓と思われる高エコー，または主膵管の不規則な拡張を伴う膵の変形や萎縮

②特徴的な組織所見
　確診所見：膵実質の脱落と線維化が観察される。膵線維化は主
　に小葉間に観察され，小葉が結節状，いわゆる硬変様をなす
　準確診所見：膵実質が脱落し，線維化が小葉間または小葉間・
　小葉内に観察される
④血中または尿中膵酵素値の異常
　以下のいずれかを認める
　a. 血中膵酵素が連続して複数回にわたり正常範囲を超えて上
　　昇あるいは低下
　b. 尿中膵酵素が連続して複数回にわたり正常範囲を超えて上
　　昇
⑤膵外分泌障害
　BT-PABA試験（PFD試験）で尿中PABA排泄率の明らかな低下
　を認める
⑥1日60g以上（純エタノール換算）の持続する飲酒歴または膵
　炎関連遺伝子異常

早期慢性膵炎の画像所見
a，bのいずれかが認められる
　a. 以下に示すEUS所見4項目のうち，1）または2）を含む2
　　項目以上が認められる
　　1）点状または索状高エコー（Hyperechoic foci [non-shad-
　　　owing] or Strands）
　　2）分葉エコー（Lobularity）
　　3）主膵管境界高エコー（Hyperechoic MPD margin）
　　4）分枝膵管拡張（Dilated side branches）
　b. MRCPまたはERCP像で，3本以上の分枝膵管に不規則な
　　拡張が認められる

（日本膵臓学会，慢性膵炎臨床診断基準2019．膵臓 2019；34：279-81 より
一部抜粋）

32

におけるERCPの有用性は低くなっている。
● CT，MRCPで診断がつかないときには，EUSによる精査
　を考慮する。
● **膵癌と膵管内乳頭粘液性腫瘍（IPMN）の除外が必須。**

◎治療
● 病期診断（代償期，移行期，非代償期）を行い，治療方針を
　決定する。
● 全病期を通して生活指導が重要。アルコール性慢性膵炎に
　限らず，断酒，禁煙を強く勧める。禁煙は慢性膵炎の進行
　を抑制する。

●**代償期**：急性増悪の予防，腹痛のコントロールを行う。

●腹痛に対して NSAIDs を投与。**症状の改善がなければ弱オピオイドを使用する。**

●膵石による閉塞が疼痛の原因の場合，膵石が主膵管または副膵管に存在すれば，内視鏡的膵石除去，ESWL による破砕，あるいは膵管ステント留置を行う。無効例や充満結石例は外科的切除や Frey 手術などの膵管ドレナージ術を考慮する。

●急性増悪時には急性膵炎に準じて対応する。

●**非代償期**：消化吸収障害ならびに膵性糖尿病の治療が中心となる。

●**栄養指導**：病期に応じて指導を行う。

・**代償期で腹痛がある場合**：1日 30〜35 g の脂肪制限を行い，炭水化物を多めに摂取する。腹痛がなければ，制酸薬や消化酵素薬を補充しながら 30 g 以上（40〜60 g）の脂質を摂取しても問題ない。

・**非代償期**：標準体重×30〜35 kcal を目安に摂る。脂肪制限も緩くする。1回の食事量を減らして複数回に分けることも有効。

・脂肪の制限が必要な患者では，中鎖脂肪酸の摂取を増やす。中鎖脂肪酸は胃リパーゼにより分解され，胆汁や膵リパーゼがなくとも小腸から吸収される。また，膵臓を刺激することも少ないため，慢性膵炎での脂質補充に適している。

●栄養状態の評価として，BMI，血清コレステロール，血清アルブミン，脂肪便の有無などが有用。

●非腸溶製剤の消化酵素薬を大量投与することで，十二指腸からコレシストキニン（CCK）の分泌が抑制され，膵酵素分泌の刺激が抑えられる。このネガティブフィードバック機構により慢性膵炎の腹痛が軽減される。ただし，非腸溶製剤の消化酵素薬を通常量投与しても，腹痛軽減の効果は期待できない。

●本邦で用いることができる高力価パンクレリパーゼは腸溶剤で，非代償期の膵外分泌機能が低下した患者に適応がある。

[処方例]

リパクレオン® 150 mg カプセル，1 回 4 カプセル，1 日 3 回毎食直後

●膵性糖尿病ではインスリン分泌能が低下しているため，インスリン療法が基本となる。**膵 α 細胞破壊によりグルカゴンの分泌も低下しているため，低血糖発作をきたしやすいので注意を要する。**

■文献

32

1. 日本膵臓学会．慢性膵炎臨床診断基準 2019．2019；膵臓 34：279-81.

■潰瘍性大腸炎

◎ポイント

- ●若年者が持続性または反復性の血便，粘血便，下痢を訴えたら潰瘍性大腸炎(UC)を疑う。
- ●**活動期 UC の治療**は，病変範囲と重症度に応じて治療法を選択する。重症例，劇症例では，炎症性腸疾患の経験が豊富な外科医と連携して治療にあたり，手術の時機を失してはならない。
- ●左側大腸炎型および全大腸炎型では，発症後８年経過してから大腸癌サーベイランスを行う。

33

◎概念・定義

- ●主として粘膜を侵し，しばしばびらんや潰瘍を形成する大腸の原因不明のびまん性非特異性炎症である(潰瘍性大腸炎・クローン病 診断基準・治療指針(令和２年度改訂版))。
- ●病因は不明であるが，現在では遺伝的因子と環境因子が複雑に絡み合い，なんらかの抗原が消化管の免疫担当細胞を介して腸管局所での過剰な免疫応答を引き起こし，発症と炎症の持続に関与していると考えられている(難病情報センター《https://www.nanbyou.or.jp/entry/218》(2021 年 4 月閲覧))。
- ●通常，直腸から口側に連続性に病変は拡がり，病変は大腸に限局される。
- ●病変の拡がりから，全大腸炎型(脾彎曲を越える)，左側大腸炎型(直腸〜脾彎曲)，直腸炎型，右側あるいは区域性大腸炎型の４つに分けられる。
- ●病変は通常粘膜層にとどまるが，重症例では大腸壁全層に及んで中毒性巨大結腸症に進展することがある。
- ● 10〜30 歳代の若年者に好発する。

◎病歴・症状

- ●持続性または反復性の血便，粘血便，下痢あるいは血性下痢，腹痛，テネスムスが主な症状。しかし，病変範囲と重症度により症状は変わる。
- ●軽症では，下痢のみで血便，粘血便が明らかでないことも

ある。
- ●重症例では頻回の下痢，血便，発熱，頻脈，下腹部痛などがある。
- ●症状が持続することで貧血をきたすと，倦怠感，易疲労感などを訴えることもある。
- ●いずれの症状も UC に特異的ではないため，他疾患の除外が必要。**鑑別診断のために，放射線照射歴，抗菌薬服用歴，最近の海外渡航歴などを必ず確認する。**
- ●腸管外症状として，末梢性関節炎，強直性脊椎炎，ブドウ膜炎，上強膜炎，原発性硬化性胆管炎（PSC），皮膚病変（結節性紅斑，壊疽性膿皮症）などがある。強直性脊椎炎と PSC 以外は大腸炎の病勢に相関する。
- ●静脈および動脈の血栓塞栓症を合併しやすい（**特に活動期**）。
- ● UC の診断基準を表3−13に示す。

33

◎身体所見
- ●軽症の場合，身体診察では異常を認めないか，下腹部痛を認める程度のことが多い。直腸診では血液の付着を認めることがある。
- ●中等症から重症の場合，発熱，頻回の下痢および貧血による頻脈，起立性低血圧もしくは血圧低下，大腸の強い炎症による下腹部痛を認める。
- ●大腸炎の程度と相関する腸管外症状として，末梢関節の発赤・腫脹，上強膜炎による眼球の限局性充血，皮膚に結節性紅斑，壊疽性膿皮症を認めることがある。

◎検査
- ●血液検査では貧血を認める。慢性的な腸管出血による鉄欠乏性貧血に加えて，慢性炎症に伴う貧血が合併してみられる。
- ●白血球増多，CRP 上昇，ESR 亢進といった炎症所見を認める。しかし，軽症の場合には，これらの数値も正常範囲内のことがある。
- ●胆道系酵素（ALP，γ-GTP）の上昇を認めるときには，PSC

表3-13　潰瘍性大腸炎の診断基準

A. 臨床症状：持続性または反復性の粘血・血便，あるいはその既往がある

B. ①内視鏡検査：ⅰ）粘膜はびまん性におかされ，血管透見像は消失し，粗ぞうまたは細顆粒状を呈する。さらに，もろくて易出血性（接触出血）を伴い，粘血膿性の分泌物が付着しているか，ⅱ）多発性のびらん，潰瘍あるいは偽ポリポーシスを認める。ⅲ）原則として病変は直腸から連続して認める
②注腸X線検査：ⅰ）粗ぞうまたは細顆粒状の粘膜表面のびまん性変化，ⅱ）多発性のびらん，潰瘍，ⅲ）偽ポリポーシスを認める。その他，ハウストラの消失（鉛管像）や腸管の狭小・短縮が認められる

C. 生検組織学的検査：活動期では粘膜全層にびまん性炎症性細胞浸潤，陰窩膿瘍，高度な杯細胞減少が認められる。いずれも非特異的であるので，総合的に判断する。寛解期では腺の配列異常（蛇行・分岐），萎縮が残存する。上記変化は通常直腸から連続性に口側にみられる

確診例：[1] Aのほか Bの①または②，および Cを満たすもの。[2] Bの①または②，および Cを複数回にわたって満たすもの。[3] 切除手術または剖検により，肉眼的および組織学的に本症に特徴的な所見を認めるもの。

〔厚生労働科学研究費補助金，難治性疾患等政策研究事業「難治性炎症性腸管障害に関する調査研究」（久松班），令和2年度分担研究報告書，潰瘍性大腸炎・クローン病診断基準・治療指針（令和2年度改訂版），《http://www.ibdjapan.org/pdf/doc01.pdf》（2021年4月閲覧）より〕

の合併を疑う。
- 初診時には感染性腸炎を除外するために便培養を提出する。
- 大腸内視鏡検査では，直腸から口側に連続性に血管透見像消失，発赤，びらん，潰瘍，易出血性の粘膜などの所見を認める。活動期の内視鏡所見による分類を表3-14に示す。
- 注腸検査では，びらん，潰瘍が直腸から連続性に存在し，**ハウストラが消失した鉛管像を認める。**
- UCの診断に腹部CTは不要だが，腹痛の鑑別目的で施行した場合は，大腸の浮腫などがみられる。

○治療
- 病型と重症度（表3-15）および治療目的に応じて治療薬を選択する。

表3−14　活動期内視鏡所見による分類

炎症	内視鏡所見
軽度	血管透見像消失 粘膜細顆粒状 発赤，アフタ，小黄色点
中等度	粘膜粗ぞう，びらん，小潰瘍 易出血性(接触出血) 粘血膿性分泌物付着 その他の活動性炎症所見
強度	広範な潰瘍 著明な自然出血

内視鏡的に観察した範囲で最も所見の強いところで診断する。内視鏡検査は前処置なしで短時間に施行し，必ずしも全大腸を観察する必要はない。

〔厚生労働科学研究費補助金，難治性疾患等政策研究事業「難治性炎症性腸管障害に関する調査研究」(久松班)，令和2年度分担研究報告書，潰瘍性大腸炎・クローン病診断基準・治療指針(令和2年度改訂版)，《http://www.ibdjapan.org/pdf/doc01.pdf》(2021年4月閲覧)より〕

1．寛解導入療法

直腸炎：

● 5-アミノサリチル酸(5-ASA)製剤の経口薬，坐薬または注腸薬を用いる。**筆者は病変に直接作用しやすい5-ASA製剤の坐薬を第1選択にしている。**患者が坐薬または注腸薬を希望しなければ，経口薬を用いる。無効時には，経口薬と坐薬もしくは注腸薬を**併用する。**

● 上記で効果が乏しいなら，ベタメタゾン(リンデロン®)坐薬またはステロイド注腸を併用する。効果が認められたら，ステロイド薬は中止して寛解維持療法(後述)に移行する。**局所投与されたステロイド薬は，約1/3が血中に移行するといわれており，漫然と使用することは避ける。**

[処方例]
□メサラジン(ペンタサ®)1g坐薬，1日1個
±(ペンタサ® 500mg錠，1回4錠，1日2回，またはメサラジン(アサコール®)400mg錠，1回3錠，1日3回毎食後，またはメサラジン(リアルダ®)1,200mg錠，1回4錠，1日1回のいずれか)

表3　15　臨床的重症度による分類

	重症	中等症	軽症
1)排便回数	6回以上	重症と軽症との中間	4回以下
2)顕血便	(＋＋＋)		(＋)～(－)
3)発熱	37.5度以上		(－)
4)頻脈	90/分以上		(－)
5)貧血	Hb 10 g/dL 以下		(－)
6)赤沈(ESR) または CRP	30 mm/時以上 3.0 mg/dL 以上		正常 正常

（注1）顕血便の判定：(－)血液なし，(＋)排便の半数以下でわずかに血液が付着，(＋＋)ほとんどの排便時に明らかな血液の混入，(＋＋＋)大部分が血液。

（注4）重症とは 1)および 2)の他に全身症状である 3)または 4)のいずれかを満たし，かつ 6 項目のうち 4 項目以上を満たすものとする。軽症は 6 項目すべて満たすものとする。

（注7）重症のなかでも特に症状が激しく重篤なものを劇症とし，発症の経過により，急性劇症型と再燃劇症型に分ける。劇症の診断基準は以下の 5 項目をすべて満たすものとする。

①重症基準を満たしている。②15 回/日以上の血性下痢が続いている。③38℃以上の持続する高熱がある。④10,000/mm³ 以上の白血球増多がある。⑤強い腹痛がある。

〔厚生労働科学研究費補助金．難治性疾患等政策研究事業「難治性炎症性腸管障害に関する調査研究」(久松班)．令和 2 年度分担研究報告書，潰瘍性大腸炎・クローン病診断基準・治療指針(令和 2 年度改訂版)《http://www.ibdjapan.org/pdf/doc01.pdf》(2021 年 4 月閲覧)より〕

上記を投与後 1～2 週間で効果が乏しい場合：

□ベタメタゾン(リンデロン®)1 mg 坐薬，1 回 1 個，1 日 1～2 回，

または

□ステロイド注腸(ブデソニド(レクタブル®)2 mg 注腸フォーム)1 回 1 プッシュを 1 日 2 回，**または**プレドニゾロンリン酸エステルナトリウム(プレドネマ®)20 mg を 1 日 1～2 回，**または**ベタメタゾンリン酸エステルナトリウム(ステロネマ®)3 mg を 1 日 1～2 回のいずれか)

●上記でも無効の場合，左側大腸炎，全大腸炎の中等症に準

じて，ステロイドの全身投与を考慮してもよい。しかし，通常は直腸炎型による臨床症状がひどくなることはないため，ステロイドの全身投与は極力避けて経過をみることも1つの選択肢。**直腸炎型に対して，安易なステロイドの全身投与は推奨しない。**

●まれに5-ASA製剤のアレルギーで，同薬の開始後に下痢，発熱を認めることがある。**原病の悪化と間違えないようにする。**

左側結腸炎・全大腸炎：

1) 軽症・中等症例

・5-ASA製剤の経口薬を投与。5-ASA製剤の注腸薬を併用してもよい。左側結腸の炎症が強ければ，ステロイド注腸を併用する。

33

[処方例]

□ペンタサ® 500 mg錠，1回4錠，1日2回，

または

□アサコール® 400 mg錠，1回3錠，1日3回毎食後，

または

□リアルダ® 1,200 mg錠，1回4錠，1日1回

±(レクタブル® 1回1プッシュ，1日2回，**または**プレドネマ® 20 mg，1日1～2回，**または**ステロネマ® 3 mg，1日1～2回のいずれか)

上記で効果が得られない場合：

□プレドニゾロン経口投与(1日30～40 mg)を行う。プレドニゾロンの効果は1～2週間で判定する。効果があれば漸減する。20 mgまでは週に5 mgずつ減量，20 mgからは週に2.5 mgずつ減量。**ステロイドには寛解維持効果はないので，漫然と投与することは避ける。**

・上記のステロイドで効果がみられないときには，重症例の治療に移行する。

・ステロイド漸減中に再燃した場合は，ステロイド依存例と判断する。

2) 重症例

- 入院のうえ治療を行う。重症例および劇症例では，専門性の高い治療が要求され，手術になる可能性もあるため，炎症性腸疾患の経験豊富な内科医と外科医がいる医療機関での治療が望ましい。
- 内科的治療が限界の場合もあるため，外科医と連携して治療に臨む。
- 手術の適応は，①大腸穿孔，大量出血，中毒性巨大結腸症，②重症例または劇症例で内科的治療が無効な場合，③大腸癌または high grade dysplasia。**このうち①と②は緊急手術の適応。**
- 全身管理をしつつ，プレドニゾロン（40〜80 mg，成人では 1〜1.5 mg/kg を目安とし最大 80 mg/日）の点滴静注を行う。5-ASA 経口薬および注腸，ステロイド注腸を併用してもよい。
- 上記の効果を 1〜2 週間で判断する。効果がみられた場合には，ステロイド薬を漸減する。無効の場合には以下の難治例の治療を行うが，同時に手術適応があるか外科医と緊密に連携して判断する。

3) 劇症例

- 入院，絶食として治療を行う。脱水，電解質異常，貧血，低栄養状態などへの対応を含めた全身管理が必須。
- 急速に状態が悪化し，ときに中毒性巨大結腸症，穿孔を合併することがあるため，炎症性腸疾患について経験豊富な外科医と緊密に連携して緊急手術の適応を考慮する。
- 患者の状態が許せば，ステロイド大量静注療法を行う。これで改善が認められないときには，タクロリムス経口投与またはインフリキシマブ点滴静注投与を試みてもよい。ただし，改善が認められない症例では，時機を失することなく緊急手術を行う。

4) 難治例

ステロイド抵抗例：

- 選択肢として，血球成分除去療法，タクロリムス経口，インフリキシマブ点滴静注，アダリムマブ皮下注射，ゴ

リムマブ皮下注射，トファシチニブ経口，ベドリズマブ
点滴静注，シクロスポリン点滴静注(保険適応なし)があ
る。どの薬剤を選択するかは消化器専門医と相談して決
める。
- ステロイド抵抗例のなかに，*Clostridioides difficile* 感染
やサイトメガロウイルス感染の合併による増悪例が存在
するため，これらの確認を行う。**サイトメガロウイルス
感染では，大腸の深掘れ潰瘍が典型的だが**，非典型例も
存在する。潰瘍底からの生検で核内封入体を認める，あ
るいは血液検査でアンチゲネミア(CMV 抗原)が確認で
きれば抗ウイルス薬で治療する。

ステロイド依存例:
- プレドニゾロンの減量に伴って増悪または再燃をきた
し，ステロイド薬からの離脱が困難。
- 免疫調節薬であるアザチオプリン 50〜100 mg/日また
は 6-メルカプトプリン(6-MP，保険適応なし)30〜
50 mg/日をプレドニゾロンに併用する。免疫調節薬の
効果発現は緩徐で，1〜3 カ月を要することがあるため，
免疫調節薬を開始して 1〜2 カ月後に経口ステロイド薬
を漸減する。
- 上記のチオプリン製剤(アザチオプリン，6-MP)の副作
用として，白血球減少，胃腸症状，急性膵炎，肝機能障
害，脱毛などがある。投与開始後早期に起こることがあ
るため，導入後 1〜2 週間は頻回な血液検査を行い，白
血球減少などがないかを確認。副作用があれば減量もし
くは中止し，なければその後は数週間ごとに血液検査を
行う。
- チオプリン製剤の副作用のなかで，服用開始後早期に発
現する重度の急性白血球減少と全脱毛が NUDT15 遺伝
子多型と関連することが明らかとされている。
- 2019 年 2 月より NUDT15 遺伝子多型検査が保険承認
となっており，初めてチオプリン製剤の投与を考慮する
患者に対しては，チオプリン製剤による治療を開始する
前に本検査を施行し，NUDT15 遺伝子型を確認したう
えでチオプリン製剤の適応を判断することが推奨される

33

（「潰瘍性大腸炎・クローン病診断基準・治療指針」，表3-16）。

- 免疫調節薬の併用が無効の場合：ステロイド抵抗例と同様の治療を考慮する。なおトファシチニブ経口投与を選択した場合は，原則としてチオプリン製剤の併用は禁忌である。
- 上記でも効果が不十分な場合には**手術を考慮する**。

2. 寛解維持療法

1) 非難治例：

- 5-ASA 製剤で寛解導入した場合には，同薬を継続する。
- 寛解導入時に用いたステロイド坐薬あるいはステロイド注腸薬は中止する。

2) 難治例：

- 5-ASA 製剤は継続。
- 生物学的製剤で寛解導入した場合，維持療法として同じ薬剤を継続投与する。
- ステロイド依存例でチオプリン製剤を併用した場合，経口ステロイド薬は漸減中止し，5-ASA 製剤とチオプリン製剤で寛解維持を図る。

表3-16 NUDT15 遺伝子多型とチオプリン製剤の投与開始方法

NUDT15遺伝子検査結果	日本人での頻度	通常量で開始した場合の副作用頻度		チオプリン製剤の開始方法
		急性高度白血球減少	全脱毛	
Arg/Arg	81.1%	稀（<0.1%）	稀（<0.1%）	通常量で開始
Arg/His				
Arg/Cys	17.8%	低（<5%）	低（<5%）	減量して開始
Cys/His	<0.05%	高（>50%）		
Cys/Cys	1.1%	必発	必発	服用を回避

〔厚生労働科学研究費補助金，難治性疾患等政策研究事業「難治性炎症性腸管障害に関する調査研究」(久松班)，令和2年度分担研究報告書，潰瘍性大腸炎・クローン病診断基準・治療指針（令和2年度改訂版）《http://www.ibdjapan.org/pdf/doc01.pdf》(2021年4月閲覧)より〕

3. 回腸嚢炎

- 術後の回腸嚢炎 pouchitis をきたした場合には，メトロニダゾールまたはシプロフロキサシンを 2 週間投与。

[処方例]

□フラジール® 250 mg 錠，1 回 1 錠，1 日 2 回，14 日間

または

□シプロフロキサシン® 100 mg 錠，1 回 2 錠，1 日 3 回，14 日間

- 上記が無効の場合，さらに同じ抗菌薬を 2 週間投与，もしくは 2 剤併用して 2 週間投与。これでも効果がないときには他剤を考慮する。
- 抗菌薬治療抵抗例では，5-ASA 製剤の注腸または坐薬，ステロイド注腸，ベタメサゾン坐薬などを加える。

4. 大腸癌サーベイランス

- 左側大腸炎型あるいは全大腸炎型では，発症から 8 年後に大腸癌サーベイランス目的で大腸内視鏡検査を行う。以降は 1〜2 年間隔でサーベイランスを継続する。
- PSC 合併例は大腸癌のリスクが高く，PSC 診断後は年に 1 回の大腸内視鏡検査を行う。
- 内視鏡検査時の生検は，インジゴカルミンなどの色素を用いた狙撃生検が推奨される。

■文献

1. 厚生労働科学研究費補助金. 難治性疾患等政策研究事業「難治性炎症性腸管障害に関する調査研究」(久松班). 令和 2 年度分担研究報告書. 潰瘍性大腸炎・クローン病診断基準・治療指針(令和 2 年度改訂版)《http://www.ibdjapan.org/pdf/doc01.pdf》(2021 年 4 月閲覧).
2. 難病医学研究財団. 難病情報センター. 潰瘍性大腸炎(指定難病 97).《https://www.nanbyou.or.jp/entry/218》(2021 年 4 月閲覧).

■Crohn 病

ポイント

● Crohn 病は，若年者に発症することが多い原因不明の消化管疾患で，再燃と寛解を繰り返す。この経過中に腸管合併症をきたし，高率に腸管切除の適応となる。腸管切除を回避するため，早期より粘膜治癒を目標とした治療を行う。

● Crohn 病の治療ではステロイド，免疫調節薬，生物学的製剤など免疫抑制をきたす薬剤を使用する可能性が高いため，診断にあたっては，結核をはじめとする他疾患を除外することが重要。

概念・定義

●原因不明であるが，免疫異常などの関与が考えられる肉芽腫性炎症性疾患で，10〜20 歳代での発症が多い。

●口から肛門までの消化管のあらゆる部位に非連続性に全層性の炎症を起こす。全層性炎症のため，腸管狭窄や瘻孔などを生じる。全消化管のなかでも小腸，大腸と肛門周囲に多い。

●再燃と寛解を繰り返し，その経過中に高度な狭窄，瘻孔，膿瘍といった腸管合併症の形成を通じて，**高率に腸管切除の適応となる。**

●病変の存在部位により小腸型，小腸大腸型，大腸型，特殊型(多発アフタ型，盲腸虫垂限局型，直腸型，胃・十二指腸型など)に分類される。また，疾患パターンは，炎症，瘻孔形成，狭窄の 3 通りに分類される。

病歴・症状

●消化管のどの部位に病変があるかにより，症状は異なる。多くは小腸，大腸(特に回盲部)，肛門周囲に病変があり，それに関連した症状が起こる。

●主な症状は腹痛，慢性下痢，体重減少，発熱，倦怠感。似た症状を呈する他の疾患を除外するため，海外渡航歴，服用薬，放射線照射歴を確認する。

●初期に約半数の患者で肛門部病変を認め，それ以外の症状

34

に先行することがある。
- ●その他の症状として，アフタ性口内炎，末梢関節炎，強直性脊椎炎，皮膚症状（結節性紅斑，壊疽性膿皮症），虹彩炎，ブドウ膜炎などを併発し，それに伴う症状をきたしうる。
- ●ときに腸瘻孔（内瘻，外瘻），腸穿孔，あるいは狭窄による腸閉塞で発症する。
- ●腸管の内瘻形成が細菌過増殖をきたし，下痢・吸収不良を起こすことがある。
- ●小腸の病変が広範にわたると吸収不良による下痢を起こす。また腸管内でカルシウム（Ca）が，吸収されない脂肪と結合するため，腸管でのシュウ酸の吸収が増加して高シュウ酸尿症，尿路結石の原因となる。

34

身体所見

- ●病変部位に一致した圧痛，腫瘤触知。
- ●肛門部病変として，裂肛，cavitating ulcer（肛門管から下部直腸に生じる深く幅の広い有痛性潰瘍），痔瘻，肛門周囲膿瘍，浮腫状皮垂など。
- ●皮膚症状として，結節性紅斑，壊疽性膿皮症を認めることがある。下腿前面に好発。

検査

- ●診断基準を表 3 17 に示す。
- ●血液検査では炎症を反映して白血球増多，血小板増多，CRP 上昇，ESR 亢進を認める。
- ●それ以外に低蛋白，低アルブミン，総コレステロール低値，低 Ca など。
- ●消化管造影検査，内視鏡検査で縦走潰瘍，敷石像，非連続性病変（skip lesion）を認める。小腸の縦走潰瘍は腸間膜付着側に好発する。
- **●胃にみられる竹の節状外観の頻度は高くないが，この所見を認めたら Crohn 病を疑う。**
- ●病変が進行すると，狭窄や瘻孔を認めることがある。
- ●病変の拡がり，活動性などを評価するために，大腸内視鏡検査に加えて，上部消化管内視鏡検査，小腸造影検査を行

表 3　17　Crohn 病の診断基準

(1)主要所見
A．縦走潰瘍
B．敷石像
C．非乾酪性類上皮細胞肉芽腫

(2)副所見
a．消化管の広範囲に認める不整型～類円形潰瘍またはアフタ
b．特徴的な肛門病変
c．特徴的な胃・十二指腸病変

確診例：
1．主要所見の A または B を有するもの
2．主要所見の C と副所見の a または b を有するもの
3．副所見の a，b，c すべてを有するもの

〔厚生労働科学研究費補助金，難治性疾患等政策研究事業「難治性炎症性腸管障害に関する調査研究」(久松班)，令和 2 年度分担研究報告書，潰瘍性大腸炎・クローン病診断基準・治療指針(令和 2 年度改訂版)，《http://www.ibdjapan.org/pdf/doc01.pdf》(2021 年 4 月閲覧)より〕

表 3　18　Crohn 病の重症度分類

	CDAI	合併症	炎症(CRP 値)	治療反応
軽症	150～220	なし	わずかな上昇	
中等症	220～450	明らかな腸閉塞などなし	明らかな上昇	軽症治療に反応しない
重症	450<	腸閉塞，膿瘍など	高度上昇	治療反応不良

CDAI：Crohn's disease activity index

〔厚生労働科学研究費補助金，難治性疾患等政策研究事業「難治性炎症性腸管障害に関する調査研究」(久松班)，令和 2 年度分担研究報告書，潰瘍性大腸炎・クローン病診断基準・治療指針(令和 2 年度改訂版)，《http://www.ibdjapan.org/pdf/doc01.pdf》(2021 年 4 月閲覧)より〕

う。それ以外にカプセル内視鏡，CT，MRI など侵襲性の低い検査も有用である。

●病理学的には非乾酪性類上皮細胞肉芽腫があれば診断の決め手になる。

●検査所見，合併症の有無などから重症度を判定する(表 3 18)

● Crohn 病の鑑別診断には，腸結核，Behçet 病，薬剤性大腸炎，細菌感染，特にエルシニア腸炎(回腸末端に炎症を

起こす）などがある。Crohn 病であれば，治療でステロイドや生物学的製剤を用いる可能性があるため，**腸結核の除外は必須。**

● 潰瘍性大腸炎との鑑別が困難な場合は，inflammatory bowel disease unclassified（IBDU）として取り扱い，定期的な経過観察を行う。

◎治療

● 原因不明であり，完治させる治療法がない。再燃と寛解を繰り返す経過中に，高率に腸管切除の適応となる状態をきたす。そのため，疾患活動性のコントロールあるいは患者の QOL 改善のみでは不十分である。腸管切除を回避するために，早期より粘膜治癒を目標にした治療を行う。

● 予後不良因子として広範な小腸病変，重篤な上部消化管病変，重篤な直腸病変，複雑痔瘻，発症早期の狭窄や瘻孔形成，大腸の深い潰瘍性病変がある。

● 栄養療法と薬物療法が治療の中心だが，狭窄，膿瘍，瘻孔などの強い合併症に対しては外科的治療が行われることがある。

1. 寛解導入療法
1）軽症・中等症例

● 軽症で低リスクの患者では "step-up" 治療（5-ASA 製剤や抗菌薬などの軽症の治療より開始し，無効ならばステロイド，免疫調節薬，生物学的製剤へと強力な治療に切り替えていくこと）で対応する。

● 病変の主座が回腸から上行結腸の場合には，ブデソニド（ゼンタコート®）を用いる。5-ASA 製剤が用いられることもあるが，寛解導入および維持療法における同薬の有効性を示すエビデンスは乏しい。

● 大腸病変にはサラゾスルファピリジン（サラゾピリン®）を用いる。

● 栄養療法として，患者の受容性があれば 900 kcal/日の成分栄養剤または消化態栄養剤を投与する。

> **[処方例]**
> □ゼンタコート®3 mg 錠，1回3錠，1日1回朝食後
> □エレンタール®1日3パック(1パック80 g)

2)中等症・重症例

●経口ステロイド(中等症でプレドニゾロン40 mg/日，重症例では40〜60 mg/日)を投与。ステロイドは寛解導入後に漸減中止する。ステロイド薬に寛解維持の効果はない。

> **[処方例]**
> □プレドニン®5 mg 錠，1回4錠，1日2回朝，昼食後

●ステロイド依存では，チオプリン製剤を併用する。チオプリン製剤は，他に術後再燃予防，瘻孔合併例でも使われる。
● NUDT15遺伝子多型とチオプリン製剤については「**潰瘍性大腸炎**」の項参照。
●栄養療法を併用する。
●ステロイド，栄養療法の無効時には生物学的製剤を用いる。現在，使用可能な生物学的製剤として，インフリキシマブ，アダリムマブ，ウステキヌマブ，ベドリズマブがある。
●インフリキシマブによる寛解導入時には，アザチオプリン併用による上乗せ効果が示されている(N Engl J Med. 362: 1383-95, 2010. PMID: 20393175)。ただし，副作用出現の可能性があるため，消化器専門医へのコンサルトが望ましい。
●インフリキシマブは6週時，アダリムマブは4週時に効果を判定し，無効時には他の治療法を検討する。

> **[処方例]**
> □インフリキシマブ(レミケード®)5 mg/kg＋生食250 mL，
> 　2時間で点滴静注

34

・投与直後から投与中に発生する即時型アレルギー反応
　（投与時反応）に注意する。

●生物学的製剤の投与中に効果が減弱する場合がある（二次
　無効）。その場合，投与量の倍量，投与間隔の短縮，他剤
　への切り替えを検討。
●生物学的製剤は，重篤な感染症，活動性結核，脱髄疾患，うっ
　血性心不全をもつ患者では禁忌。また，投与前に潜在性結
　核のスクリーニングを行う。
●生物学的製剤投与時には，B 型肝炎ウイルスの再活性化に
　注意する。そのため，事前に HBs 抗原だけでなく，HBs
　抗体，HBc 抗体を測定する。
●上記の効果が不十分で，大腸病変による症状が持続する場
　合には血球成分除去療法を併用（アダカラムによる顆粒球
　吸着療法）。

34

3) 重症例
●ステロイドの経口または静脈投与を行う（プレドニゾロン
　40〜60 mg/日）。
●ステロイド抵抗例では生物学的製剤を用いる。
●合併症や重症度が特に高い場合には，絶食のうえ，完全静
　脈栄養法を行う。

4) 肛門部病変
●まず外科的治療の適応の有無を判断する。
●痔瘻，肛門周囲膿瘍に対して，必要に応じてドレナージを行
　い，さらにメトロニダゾール（保険適応なし）やその他の抗菌
　薬で治療する。**生物学的製剤による治療は，ドレナージと抗
　菌薬で膿瘍がコントロールされたことを確認してから行う。**
●裂肛，肛門潰瘍には腸管病変に準じた内科的治療を行う。

5) 瘻孔
●手術適応がないか，外科医にコンサルトする。
●薬物療法としてインフリキシマブ（レミケード®），アダリ
　ムマブ（ヒュミラ®），アザチオプリン（イムラン®）が用いら

れる。**アザチオプリンは外瘻には有効だが，内瘻には効果が弱いとされる。**

6) 狭窄

- 狭窄部の口側が拡張あるいは狭窄部の瘻孔形成では，手術適応。
- 狭窄部の原因が炎症による浮腫である場合には，内科的治療により炎症の沈静化を図る。線維性狭窄には抗炎症薬は無効。両者の鑑別は，画像検査を参考にして行うが，必ずしも鑑別は容易でない。
- 線維性狭窄には内視鏡的バルーン拡張または手術を考慮することがある。

2. 寛解維持療法

- 穿孔型，肛門部病変を合併，腸管切除後，寛解導入時にステロイドが必要であった患者では，再燃リスクが高いので注意を要する。
- 在宅経腸栄養療法または薬物療法（5-ASAやアザチオプリンなど）を行う。アザチオプリンは腸管病変の他に肛門部病変の寛解維持にも有効。
- 在宅経腸栄養療法では，成分栄養剤（エレンタール®，ツインライン®など）を第1選択とするが，患者の受容性が低ければ半消化態栄養剤を用いてもよい。
- 生物学的製剤で寛解導入した症例では，寛解維持に同じ薬剤を継続する。

■文献

1. 厚生労働科学研究費補助金. 難治性疾患等政策研究事業「難治性炎症性腸管障害に関する調査研究」（久松班）. 令和2年度分担研究報告書. 潰瘍性大腸炎・クローン病診断基準・治療指針（令和2年度改訂版）《http://www.ibdjapan.org/pdf/doc01.pdf》（2021年4月閲覧）.
2. Colombel JF, Sandborn WJ, Reinisch W, et al. Infliximab, azathioprine, or combination therapy for Crohn's disease. N Engl J Med. 362: 1383-95, 2010. PMID: 20393175

■急性虫垂炎

◎ポイント

●病歴では症状出現の順番が重要で，心窩部〜臍周囲の疼痛
　→悪心・嘔吐，食欲低下→右下腹部痛→発熱の順に起こる。
　嘔吐が先行する，あるいは顕著である場合には他疾患を疑
　う。

●虫垂の位置はバリエーションが多く，そのため右下腹部痛
　がはっきりしないことがある。時間経過は穿孔リスクと比
　例するので，虫垂炎の可能性が中等度以上あれば（Alvarado
　スコア4点以上），積極的に腹部超音波検査またはCT検
　査を行う。

●高齢者，免疫抑制状態にある患者，妊婦では，ときに診断
　が遅れ重症化しやすいので画像検査の閾値を下げることが
　重要。

35

◎概念・定義

●虫垂は盲腸から突出する中空の管状臓器で，真性憩室であ
　る。糞石，リンパ濾胞過形成，寄生虫，腫瘍などによる虫
　垂口の閉塞が原因の1つと考えられている。

●虫垂口の閉塞により，虫垂内および虫垂壁の圧が上昇し血
　流とリンパ流の障害が起こる。ここに細菌感染が合併する
　ことで虫垂の炎症が起こる。

●虫垂の炎症により腹痛，悪心，発熱などの症状をきたす。
　炎症が壁側腹膜に及ぶと限局性の腹膜刺激症状を認め，虫
　垂が穿孔すると，膿瘍形成，腹膜炎などの合併症を起こす。

●炎症の程度が軽い順にカタル性，蜂窩織炎性，壊疽性に分
　類される。

◎病歴・症状

●初期には心窩部から臍周囲の鈍痛を自覚する。この痛みは
　局在が不明瞭な内臓痛である。炎症が進行して虫垂の漿膜
　側に波及すると右下腹部痛を訴えるようになる。これは体
　性痛で歩行などにより増強する。

●右下腹部への疼痛の移動がない場合がある。

●腹痛が出現して4〜12時間経過して悪心・嘔吐，食欲低下が起こる。食欲が保たれている場合は虫垂炎の可能性は低くなる。

●悪心・嘔吐は軽度のことが多い。**嘔吐が顕著で前面に出るようであれば他疾患を疑う。**また，腹痛に先行して悪心・嘔吐がある場合にも虫垂炎以外の疾患を疑う。

●**発熱は初期にはなく，病状が進行した後でみられる。発熱は37〜38℃台のことが多い。**高熱の場合には，虫垂の穿孔，腹膜炎をきたしている可能性がある。身体所見を含めて解釈する。**発症早期から高熱がある場合には，他疾患を疑う。**

●腹部膨満感，便通の変化，倦怠感などを訴えうる。

●典型的な経過は50〜60％でみられるのみ。それ以外は非典型的な経過をとる。このため，ときに診断が難しくなる。

◎身体所見

●虫垂先端の向きはバリエーションが多く，そのため腹痛の部位もしばしば非典型的となる。

●典型的には右下腹部に圧痛を認める。

●虫垂の向きによっては，右下腹部の自発痛，圧痛がはっきりしない。盲腸の後方に虫垂の先端が向いているときには，直腸診で特に右側に圧痛を認める。

●いくつかの圧痛点が知られる。

・McBurney 圧痛点：臍と右上前腸骨棘を結んだ線上の外方1/3の点

・Lanz 圧痛点：左右上前腸骨棘を結んだ線上の右外方1/3の点

●腸腰筋徴候：左側臥位で右股関節を背側に過伸展すると，右下腹部痛が増強する。炎症が腸腰筋に波及していることを示唆する。

●閉鎖筋徴候：患者を仰臥位にして右股関節と右膝関節をそれぞれ90度にして，股関節を内旋させる。痛みの増強があれば閉鎖筋に接する部位に炎症があることを示唆する。

●腸腰筋徴候と閉鎖筋徴候は，いずれも虫垂炎の感度が低いので，これらの所見がなくても虫垂炎を否定できない。

表3-19 Alvarado スコア（MANTRELS）

	点数
Migration of pain 痛みが心窩部・臍周囲から右下腹部へ移動	1
Anorexia 食欲低下	1
Nausea/Vomiting 悪心・嘔吐	1
Tenderness in RLQ 右下腹部の圧痛	2
Rebound pain 反跳痛	1
Elevated temperature 発熱（37.3℃以上）	1
Leukocytosis 白血球数>10,000/μL	2
Shift of white blood cell count to the left 白血球の左方移動 多形核白血球数>75%	1

（Alvarado A. A practical score for the early diagnosis of acute appendicitis. Ann Emerg Med. 1986; 15: 557-64. PMID: 3963537 より）

35

- ●急性虫垂炎 acute appendicitis の診断に用いられるスコア はいくつかあるが，Alvarado スコアが比較的よく用いら れている（表3-19）。
- ● Alvarado スコア 7 点以上で陽性尤度比 3.4 となり，4 点未 満で0.03（Am Fam Physician. 2018; 98: 25-33. PMID: 30215950） となる。4 点未満では虫垂炎以外の疾患の可能性が高い。

◎検査
- ●白血球増多，左方移動。
- ● CRP 上昇。初期のカタル性では CRP 上昇を伴わないこと がある。
- ●腹部超音波検査で虫垂の腫大，壁肥厚，壊疽性では虫垂壁 の層構造が消失，周囲の液体貯留，膿瘍形成などがみられ る。虫垂部にプローブを当てると圧痛を認める。
- ●腹部 CT で虫垂の腫大，虫垂壁の肥厚，壁の造影効果，周 囲の脂肪織濃度上昇，液体貯留，膿瘍形成。禁忌がなけれ ば，造影 CT を行う。
- ●右下腹部痛をきたす大腸憩室炎，Crohn 病，腸間膜リンパ 節炎などが鑑別診断に挙がる。これらに加えて，女性では

卵管卵巣膿瘍，骨盤内炎症性疾患(PID)，卵巣囊腫捻転，異所性妊娠，子宮内膜症など産婦人科疾患が鑑別診断に挙がる。

●高齢者，免疫抑制状態にある患者，妊婦では非典型的な経過をとることが少なくない。重症化しやすいので画像検査の閾値を下げることが重要。

◎治療
●虫垂切除が原則。
●虫垂の穿孔がなく，重篤な併存疾患のために手術が難しいとき，あるいは本人が手術を希望しないときには抗菌薬投与を行う。**抗菌薬の選択は大腸憩室炎と同様（「大腸憩室炎」の項参照）**。

●抗菌薬のみで軽快する場合にも，再発のリスクが高い。患者の希望で保存的に治療する場合には，その点も含めて説明することが大事。

●糞石など，物理的に虫垂が閉塞している場合には再発率が高いため，手術を推奨。

■文献

1. Alvarado A. A practical score for the early diagnosis of acute appendicitis. Ann Emerg Med. 1986; 15: 557-64. PMID: 3963537
2. Snyder MJ, Guthrie M, Cagle S. Acute appendicitis: efficient diagnosis and management. Am Fam Physician. 2018; 98: 25-33. PMID: 30215950

■腸閉塞・イレウス

◎ポイント

- 腸管の機械的閉塞による腸閉塞 intestinal obstruction と，腸管の蠕動機能不全により起こるイレウス ileus は原因と治療が異なるため，両者を区別して対応する。
- 病状が進行すると脱水，電解質異常をきたすため，これらの補正を行う。
- 腹部手術の既往がない患者が，突然発症の強い腹痛を訴えた場合には複雑性腸閉塞を疑う。鼠径部，大腿部まで含めた診察と，CT による評価が必須。
- イレウスでは薬剤を含めた原因の除去を行う。

◎概念・定義

- 本邦では「イレウス」と「腸閉塞」をほぼ同義語として用いているが，欧米では「イレウス」と「腸閉塞」を異なる疾患群として扱っている。**本項では，両者を区別して扱う。**
- **腸閉塞**：消化管の物理的・機械的な閉塞により通過障害をきたし，腸管内容物が異常に貯留した状態である。さらに，血流障害を伴わない単純性腸閉塞と，血流障害を伴う複雑性（絞扼性）腸閉塞に分けられる。特に後者は腸管壊死に陥る可能性があるため，迅速な診断と治療が必要。
  - 小腸の単純性腸閉塞は，術後の癒着，小腸腫瘍（脂肪腫，消化管間質腫瘍（GIST）など），Crohn 病による狭窄など。
  - 小腸の複雑性腸閉塞はヘルニア嵌頓，腸重積など。
  - 大腸閉塞では，大腸癌，S 状結腸軸捻転が鑑別に挙がる。
- **イレウス**：消化管の蠕動機能不全により，消化管内容物が停滞する状態で，他の原因による二次的なものが多い。したがって，その原因の治療が優先される。

◎病歴・症状

- 原因の推測には病歴が重要。
- **症状の始まり**：単純性腸閉塞とイレウスは比較的緩徐な発症であるのに対して，複雑性腸閉塞は急な発症で進行も速いことが多い。

●**腹部手術の既往**：腹部手術の既往がある場合，癒着性腸閉塞をまず疑う。一方，腹部手術の既往がない腸閉塞では，**内ヘルニアなど複雑性腸閉塞**をまず考える。

●**併存疾患，既往歴，内服薬**：消化管の腫瘍性病変をもつ患者では，その腫瘍による閉塞を考える。また，腹部放射線照射の既往があれば，癒着性腸閉塞の可能性がある。内服薬はさまざまな機序でイレウスの原因となる。

●**悪心・嘔吐**：特に近位小腸の閉塞で悪心・嘔吐が強くなる。

●**腹痛の部位，性状，程度**：単純性腸閉塞の場合，腹痛は間欠的で波のある痛みになることが多い。一方，複雑性腸閉塞では持続性の腹痛で，次第に増悪する。イレウスの初期では，腹痛より腹部膨満感が強いことが多い。

●**排便・排ガスの有無**：最終の排便を確認する。腸閉塞，イレウスでは排便，排ガスがなくなることが多い。腸閉塞では，閉塞部位より遠位に存在する便，ガスが排出されることがあるため，排便，排ガスがあっても腸閉塞を否定できない。遠位大腸の閉塞では，排便，排ガスが全くなくなる obstipation をきたすことがある。

●**排便習慣の変化，便柱狭小化**：これらがあれば，大腸癌による大腸閉塞を疑う。

●**異物誤飲の既往**

●**血便の有無**：血便がある場合には，腫瘍，虚血，腸重積，炎症性変化による腸閉塞を疑う。

◎身体所見

●まずバイタルサインを確認。腸閉塞により脱水をきたしていると低血圧，頻脈を認める。

●多くの場合，腹部膨隆を認める。

●腹部の手術痕の有無。

●特に腹部手術歴がない場合，ヘルニア嵌頓の可能性を考えて，**必ず鼠径部，大腿部まで診察する**。

●腸蠕動音は病態を把握する参考になる。**単純性腸閉塞**では，腸蠕動が亢進し金属性音をきたす。**複雑性腸閉塞**では，蠕動音は正常または低下，イレウスでは低下する。

●複雑性腸閉塞では，発症初期から強い持続性の腹痛を訴え

る。腹痛の強さの割に身体所見に乏しいのが特徴。病変が進行すると，筋性防御，反跳痛を認めるようになる。

●検査

●血液検査では，血算，腎機能・電解質を含む生化学検査，CRP，乳酸を確認する。病状が進行すると脱水により，ヘマトクリット値，血清蛋白値が上昇。電解質異常（Na，K，Cl の低下）をきたす。

●複雑性腸閉塞では LDH，CK，WBC 上昇，乳酸値上昇を認める。

●腸閉塞の場合，閉塞部位が小腸か大腸かを鑑別する。両者の鑑別には画像検査が有用。

・腹部単純 X 線検査では，立位像で鏡面像（ニボー）を認める。拡張した腸管が小腸なら Kerckring 皺襞（腸管の短軸方向を横断するように観察される），大腸なら結腸膨起（ハウストラ）を認める。腸管が液体でほとんど満たされていると，ガス像がはっきりせず鏡面像として認識されないことがある。

・単純 X 線検査で，小腸の拡張像（径 3 cm 以上）と鏡面像を認め，大腸ガスがなければ小腸の閉塞の可能性が高い。

・一方，大腸の閉塞の場合，小腸に加えて大腸も拡張して（径 6 cm 以上）鏡面像を認める。

●単純性腸閉塞の場合，腹部超音波では，拡張した小腸（keyboard sign）と，腸内容物が往復する動き（to-and-fro movement）を認める。複雑性腸閉塞の場合，絞扼部位で小腸壁は浮腫により肥厚し，to-and-fro movement は消失し，腹水貯留を伴うことがある。

●閉塞機転の評価と，腹痛の鑑別には腹部 CT 検査が有用。急激な発症で強い腹痛を訴え，腹部手術歴がなく，腹部 X 線検査で鏡面像があれば，腹部 CT（造影も含めて）を施行する。検査所見から複雑性腸閉塞を疑う場合にも，**必ず造影 CT を施行する**。

●絞扼性腸閉塞では，腹部造影 CT で以下のような所見を認める。

36

□腸管壁の造影効果の低下，腸管壁の肥厚
□腹水
□腸間膜の充血
□腸管壁内ガス，門脈内ガス
□腸管の捻転
□ whirl sign（腸管の捻転部根部で，腸間膜血管の渦巻き状所見を示す）
□ beak sign（索状物による腸管の締め付けから腸管が鳥のくちばし様にみえる）

◎治療
●絶飲食，輸液，電解質異常の補正。時間尿量 1 mL/kg を目標とする。
●複雑性腸閉塞は緊急手術の適応。早めに消化器外科医にコンサルトする。
● S 状結腸軸捻転では内視鏡的整復を試みる。整復できないときには外科的治療が必要。
●腸閉塞，イレウスで bacterial translocation をきたすことが危惧されるが，全例での抗菌薬投与は推奨されない。複雑性腸閉塞では，閉塞の解除が最優先ではあるが，菌血症，敗血症のリスクも高く抗菌薬の投与を行う。その際にはグラム陰性菌，嫌気性菌をカバーする。
●腸管減圧のため，胃管またはイレウス管を挿入する。イレウス管は，下部小腸の閉塞，あるいは胃管で症状が改善しないときに考慮する。
●左側結腸の大腸癌による腸閉塞では，経肛門的イレウス管挿入により減圧を図ることがある。あるいは大腸ステント挿入を行うこともある。
●腸管減圧が無効の場合（1 週間経っても排液量が減らない，あるいは症状が改善しないとき）には手術を考慮する。
●術後の癒着による腸閉塞では，水溶性造影剤であるガストログラフイン®（アミドトリゾ酸ナトリウムメグルミン液）の有効性が報告されている。**ガストログラフイン®を胃管またはイレウス管より注入し，24 時間以内に結腸に到達**

すれば，保存的治療により軽快する可能性が高い(World J Emerg Surg. 2013; 8: 42. PMID: 24112637)。

●進行癌患者における消化管閉塞に伴う消化器症状に対する緩和医療として，オクトレオチドが用いられる。

[処方例]
□サンドスタチン® 1 日 300 µg，持続皮下注

●イレウスに対しては，腸管麻痺の原因治療や消化管運動機能改善薬の投与を行う。

■文献

1. Di Saverio S, Coccolini F, Galati M, et al. Bologna guidelines for diagnosis and management of adhesive small bowel obstruction (ASBO): 2013 update of the evidence-based guidelines from the world society of emergency surgery ASBO working group. World J Emerg Surg. 2013; 8: 42. PMID: 24112637

36

■大腸憩室炎

◎ポイント

●憩室の炎症が壁の微小穿孔を引き起こし，憩室および周囲組織の細菌感染をもたらす腹腔内感染症である。欧米人では圧倒的に S 状結腸に多いが，**アジア人では右側結腸に起こることが少なくなく，虫垂炎との鑑別を要する。**

●診断は腹部超音波検査または腹部 CT で行う。**急性期の大腸内視鏡検査は禁忌。**

●合併症がない症例は禁食，輸液，抗菌薬投与による内科的治療を行うが，穿孔，狭窄などの合併症がある場合には外科的治療が必要になる。

◎概念・定義

●大腸憩室に細菌感染が起こり，腹痛，発熱などの症状をきたすこと。憩室壁のびらんから壁の微小穿孔をもたらし，大腸壁および周囲に炎症が起こり，ときに膿瘍や周囲臓器との瘻孔を形成する。また**明らかな穿孔を起こし腹膜炎にいたることもある。**

●合併症のない単純性憩室炎と，膿瘍，瘻孔，狭窄，穿孔などの合併症を伴う複雑性憩室炎に分けられる。

◎病歴・症状

●急性発症で持続する下腹部痛が主症状。発熱を伴うことがあるが，高熱であることは少ない。

●悪心，嘔吐。腸閉塞によるものや，炎症が波及して起こる麻痺性イレウスによる。

●欧米人では S 状結腸に多いため左下腹部痛を訴えることが多いのに対して，アジア人では比較的右側結腸に憩室炎を起こすことが多く，右下腹部痛を訴えることがある。

●下痢または便秘を訴えることがある。

●膀胱に炎症が及ぶと，瘻孔形成はなくても頻尿，尿意切迫，排尿障害をきたしうる。

●周辺臓器である膀胱，小腸，膣との間に瘻孔を形成すると，それに伴う症状が出現する。結腸膀胱瘻を形成すると，尿

路感染，気尿，糞尿症，反復性の尿路感染症などを起こす。
小腸結腸瘻では，小腸内細菌異常増殖による下痢をきたす。
結腸膣瘻では，膣からガスや糞便の排出を認める。
●穿孔すると腹膜炎をきたし，強い腹痛をもたらす。
●ナッツ，トウモロコシ，ポップコーンなどの摂取は憩室炎
のリスク因子にならない。
●リスク因子には，高齢，肥満，運動不足，食物繊維摂取量
の不足，NSAIDs またはアスピリンの使用がある。

◎身体所見
●炎症に伴う頻脈，発熱。
●下腹部圧痛。アジア人では右側結腸の憩室炎のため右下腹
部の圧痛を認めることがしばしばあり，急性虫垂炎，
Crohn 病などとの鑑別が重要になる。S 状結腸の憩室炎で
は左下腹部に圧痛を認めることが多いが，S 状結腸が長い
症例では，右下腹部〜恥骨上に圧痛を認めることがある。
●限局性の腹膜刺激症状。穿孔すると腹部全体に腹膜刺激症
状を認める。
●ときに炎症に伴う腫瘤を触知することがある。

◎検査
●血液検査では，白血球増多，CRP 上昇を認める。
●膀胱への炎症波及により，無菌性膿尿を認めることがある。
また，結腸膀胱瘻を形成した場合には，細菌尿を認める。
培養では腸内細菌が複数種検出される。
●病歴と身体診察である程度診断できるが，虫垂炎など他疾
患との鑑別には画像検査が必要になる。画像検査は腹部造
影 CT が第 1 選択。CT は憩室炎の診断のみならず，他疾
患の除外と憩室炎に伴う合併症の評価に有用。
●腹部 CT では，結腸に憩室を認め，炎症部位に一致して結
腸壁の肥厚，憩室周囲の脂肪組織濃度の上昇，ときに膿瘍形
成を認める。穿孔をきたした場合には，free air を認める。
●診断確定のための大腸内視鏡検査（CS）は不要。急性期の
CS は穿孔をきたしたり，炎症を悪化させるため行わない。
ただし，憩室炎が治癒した後，4〜6 週間経過してから大

腸癌の除外のため CS を行う(最近 2〜3 年以内に行われていれば不要)。

◎治療

●単純性憩室炎であっても,患者が免疫抑制状態にあれば重症化することがある。また,複雑性憩室炎でもすべてが外科的治療を要するわけではない。患者の状態に合わせた治療戦略を立てることが重要。

●以下は主な入院の適応

□高熱(>38.5℃)
□経口摂取ができない
□複雑性憩室炎(なんらかの合併症がある)または疑い
□重篤な併存疾患がある
□免疫抑制剤を服用中あるいは免疫能低下をきたす併存疾患がある
□疼痛コントロールが必要
□自宅でのサポートがない
□外来治療を 2〜3 日間行い,改善しないもしくは増悪

●入院症例では,禁食,輸液,抗菌薬投与を行う。

●入院適応に該当しない軽症例は,経口抗菌薬による外来での治療が可能。外来で経過をみるときには,2〜3 日以内に治療に対する反応を確認する。腹痛が軽快するまでの経口摂取は液体,重湯,ゼリーなどにとどめる。

●軽症の単純性憩室炎と診断し,経口抗菌薬で 3 日間治療したにもかかわらず改善しない場合には,複雑性憩室炎の可能性を考えて再度,画像検査(通常 CT)を行う。

●抗菌薬の選択

・グラム陰性桿菌と嫌気性菌をカバーする。

[外来での処方例:経口]
□ ST 合剤(バクタ®)1 回 2 錠,1 日 2 回+メトロニダゾール(フラジール®)250 mg,1 回 2 錠,1 日 3 回

□アモキシシリン/クラブラン酸(オーグメンチン®)1回1
錠，1日3回＋アモキシシリンカプセル125 mg，1回
1カプセル，1日3回

・抗菌薬の投与期間は7〜10日間。

[入院での処方例：静注]
□セフトリアキソン(ロセフィン®)1回2 g，24時間ごと
＋メトロニダゾール(アネメトロ®)1回500 mg，8時間
ごと
□メロペネム(メロペン®)1回1g，8時間ごと

・臨床経過が良好で症状が完全に消失したら経口抗菌薬に
切り替える。抗菌薬の投与期間は経口，静注あわせて
10〜14日間。

●膿瘍が3 cm以内の場合は腸管安静，抗菌薬投与で対応す
る。5 cm以上の場合は抗菌薬投与に加えて超音波もしく
はCTガイド下ドレナージ術を行う。3〜5 cmの場合，患
者の状態やドレナージ術実施可能性を考慮して治療方針を
決める。

●穿孔による汎発性腹膜炎，敗血症合併例は緊急手術の適応。

●内科的治療の無効時や狭窄，閉塞を合併したときにも外科
的治療を考慮する。

●免疫抑制状態の患者では，再発時に重症化するリスクが高
いため，待機的な手術を考慮することがある。

■過敏性腸症候群(IBS)

●ポイント

● 慢性・再発性の腹痛と便通異常(便の形状 ± 排便の頻度)を特徴とする機能性消化管疾患である。

● **ほとんどが50歳以下の若年発症**であり，それ以降に発症する場合にはまず他の疾患を考える。

● 診断は Rome IV 基準を参考に行う(表3-20)。

● 優位な(全体の25%以上)便性状により，便秘型(IBS-C)，下痢型(IBS-D)，混合型(IBS-M)，分類不能型(IBS-U)に亜分類される(表3-21)。

● Rome IV 基準を満たし，警告徴候がない場合には，最小限の検査で十分。一方，警告徴候がある場合には，積極的に精査を行い，器質的疾患(炎症性腸疾患，大腸癌など)を見逃さないことが重要である。

●概念・定義

38

● Rome IV 基準に定義されるように，慢性あるいは反復性の腹痛が便通異常に関連して起こり，器質的疾患によらないものを指す。

● 原因は不明で，内臓知覚過敏，心理社会的要因，腸管細菌叢の変化など複数の因子が関与していると考えられる。

● 細菌などによる腸管感染症の後に発症する感染後 IBS(postinfectious IBS)がある。

● 現時点で，診断のための生物学的指標(バイオマーカー)は

表3-20 IBS の診断基準(Rome IV 基準)

反復する腹痛が最近の3カ月間，平均して少なくとも週1日あり，下記の2項目以上の基準を満たす

1. 排便に関連する
2. 排便頻度の変化を伴う
3. 便形状(外観)の変化を伴う

少なくとも診断の6カ月以上前に症状が出現し，最近3カ月間は基準を満たす必要がある

(Lacy BE, et al. Bowel disorders. Gastroenterology. 2016; 150: 1393-407. PMID: 27144627 より)

表 3 -21　IBS 亜型の診断基準

IBS 亜型	BSFS 1〜2	BSFS 6〜7
便秘型(IBS-C)	≧25%	<25%
下痢型(IBS-D)	<25%	≧25%
混合型(IBS-M)	≧25%	≧25%
分類不能型(IBS-U)	IBS の診断基準を満たすが，便の形状を正確に上記の 3 つのいずれかに分類できない場合	

BSFS：ブリストル糞便形状スケール

(Lacy BE, et al. Bowel disorders. Gastroenterology 2016; 150: 1393-407. PMID: 27144627 より)

存在しない。診断基準を満たす症状があり，身体診察と必要最小限の検査で器質的疾患がないことを確認できれば IBS と診断してよい。

病歴・症状

38

● Rome IV 基準の定義にあるように，腹痛を必ず伴う。排便習慣の変化のみならば IBS ではない。

●下腹部痛は差し込むような痛みで，左下腹部から下腹部正中が多い。

●腹痛は精神的ストレスやある種の飲食物(炭水化物・脂質を多く含む食事，コーヒー，アルコール，香辛料など)により誘発・増悪することがある。

●腹痛，排便異常に加えて，腹部膨満感，放屁などを訴えうる。

●腹痛は排便に関連して起こる。排便後に改善することもあれば，排便後に増悪することもある。

●ときに粘液便を認める。血便や脂肪便があれば器質的疾患を疑う。

●排便習慣の変化には，便の性状の変化(水様便，軟便，兎糞便など)と排便回数の変化(下痢，便秘)がある。便形状については，ブリストル糞便形状スケール(BSFS)の使用が望ましい(図 3 -3)。

● BSFS は止痢薬や下剤を服用していない状態で判断する。

図3-3 ブリストル糞便形状スケール（BSFS）

タイプ	形状	
1	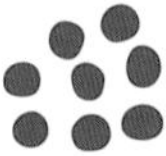	木の実状の硬便（兎糞便），排便困難
2	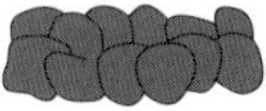	小塊が融合したソーセージ状の硬便
3	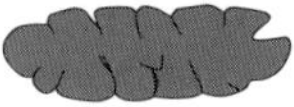	表面にひび割れがあるソーセージ状の便
4	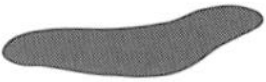	表面がなめらかで軟らかいソーセージ状の便（普通便）
5	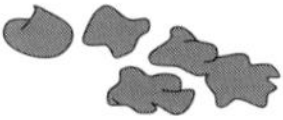	しわのある半分固形の軟便，排便容易
6	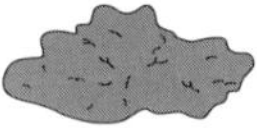	不定形で境界がほぐれた泥状便
7	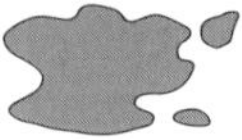	固形物を含まない水様便

(O'Donnell LJD, et al. BMJ. 1990; 300: 439-40，および Longstreth GF, et al. Gastroenterology. 2006; 130: 1480-91 より)

●種々の疾患の治療薬で便通の異常をきたすため，服薬歴の確認は必須。
●就寝中に症状が出現する場合には，器質的疾患を疑う。
●炎症性腸疾患，大腸癌の家族歴がある場合には，器質的疾患の除外が必要。

表 3-22 IBS 様の症状を呈する患者における警告徴候

・50 歳を過ぎてからの発症
・血便または黒色便
・発熱
・関節痛
・就寝中の下痢
・進行性の腹痛
・原因不明の体重減少
・腹部腫瘤の触知
・直腸診で腫瘤触知または血液付着
・血液・便検査の異常(鉄欠乏性貧血, CRP 上昇, 便中カルプロ
 テクチン高値, 便潜血陽性)
・炎症性腸疾患または大腸癌の家族歴

◎身体所見

●身体診察では異常を認めないことが多いが, 腹部触診で軽度の圧痛を認めることがある。

●身体診察は, IBS 様の症状をきたす器質的疾患がないかを確認するために重要。

●便秘が優位な症状で, 排便時の怒責, 残便感などがある場合には, 機能性便排出障害がないかを確認するため直腸診を行う。

◎検査

●最低限行うべき検査として, 血算, 炎症反応(CRP または ESR)がある。必要に応じて, 血糖を含む生化学検査, 甲状腺刺激ホルモン(TSH)測定, 便潜血検査, 腹部単純 X 線検査を行う。

●下痢が優位な症状で, 腸管感染症が否定され炎症性腸疾患が鑑別診断に挙がるとき, 肉眼的血便がなければ便中カルプロテクチンの測定を行ってよい。肉眼的血便があれば, まず大腸内視鏡検査を行う。

●表 3-22 に示すような警告徴候がある場合には, 器質的疾患が存在する可能性があるため大腸内視鏡検査を含めた精査を行う。

◎治療

●IBS では特に, 良好な患者 - 医師関係の構築は治療転帰に

表3-23 低 FODMAP 食の指導

・高フルクタン含有食(小麦，タマネギなど)摂取の減少。小麦除
　去食ならびにその他の低フルクタン食摂取への代替
・高オリゴ糖含有食(ひよこ豆，レンズ豆など)摂取の減少
・高ポリオール含有食品の減少とポリオール甘味物の回避。適切
　な果物や野菜の摂取への代替
・乳糖不耐症の場合：高乳糖含有食(牛乳，ヨーグルトなど)を一
　度に摂取する量の制限，または低乳糖含有食摂取への代替
・果糖不耐症の場合：過剰の果糖含有食(蜂蜜など)摂取の減少

(Staudacher HM, et al. Comparison of symptom response following advice
for a diet low in fermentable carbohydrates (FODMAPs) versus standard
dietary advice in patients with irritable bowel syndrome. J Hum Nutr Diet.
2011; 24: 487-95. PMID: 21615553 より)

良い影響を及ぼすため重要。
● 生活習慣と食事の指導はすべての患者で行う。
● ヨガ，ウォーキングなどの軽い運動は IBS の症状を軽減する。
● 一般に高脂肪食は腹部膨満感や下痢を誘発するので，避けたほうがよい。
● 低 FODMAP 食は，IBS 患者の腹痛，腹部膨満感，放屁の軽減に有効(表3-23)。FODMAP とは，腸で発酵しやすい短鎖炭水化物を指す。
● IBS-D には，胆汁酸吸収障害のため下痢をきたしている患者が含まれる。このような患者では，食後，特に長い絶食後である朝食の後 1.5〜2 時間で腹痛と下痢を起こす。胆汁酸を吸着する作用をもつコレスチミド，コレスチラミンが有効だが，本邦では IBS に保険適応がない。朝食摂取のタイミングを変える，あるいは摂取量を減らすこともある程度は有効。
● 薬物療法は，下痢，便秘，腹痛のうち優勢となる症状をターゲットとして行う(後述)。
● IBS-D では，5-HT$_3$ 受容体拮抗薬であるラモセトロン(イリボー®)，ポリカルボフィルカルシウム(コロネル®，ポリフル®)，止痢薬，プロバイオティクスなどを用いる。
● IBS-C にはポリカルボフィルカルシウム，リナクロチド(リンゼス®)，プロバイオティクスに加えて，ルビプロストン

(アミティーザ®)などの下剤を適宜用いる。ただし, センナなどの刺激性下剤の連用は避ける。リナクロチドには大腸疼痛過敏を軽減する作用もある。ルビプロストンは慢性便秘のみに保険適応がある。

●腹痛には, 抗コリン薬であるブチルスコポラミン臭化物(ブスコパン®), メペンゾラート臭化物(トランコロン®), チキジウム臭化物(チアトン®), チメピジウム臭化物水和物(セスデン®)などを用いる。また, 消化管運動機能調節薬のトリメブチンマレイン酸塩(セレキノン®)は排便に関する症状に加えて腹痛にも有効。

●前述の治療が無効の場合には, 第2段階の治療として, 抗不安薬, 抗うつ薬, 漢方薬などに加えてストレスマネジメントなどの簡易精神療法を試みる。これでも無効ならば, 第3段階として心理療法を行う。

[処方例]

【第1選択】
□ポリカルボフィルカルシウム(コロネル®, ポリフル®) 500 mg錠, 1回1〜2錠, 1日3回毎食後
□トリメブチンマレイン酸塩(セレキノン®)100 mg錠, 1回1〜2錠, 1日3回毎食後

【第2選択】
上記が無効なとき

優位症状が下痢の場合:
□ラモセトロン(イリボー®)錠
　　男性:5 μg, 1回1錠, 1日1回, 朝食後 10 μgまで増量可
　　女性:2.5 μg, 1回1錠, 1日1回, 朝食後 5 μgまで増量可
□止痢薬としてロペラミド1 mg錠を1回1錠で頓用

優位症状が便秘の場合:
□リナクロチド(リンゼス®)0.25 mg錠, 1回2錠, 1日1回食前。症状により1錠に減量する(排便のタイミングや生活リズムを考慮して決める)。

38

必要に応じて，ピコスルファートナトリウム水和物(ラキソベロン®)やセンナ(アローゼン®)などを頓用してもよい。

腹痛に対して，抗コリン薬を使用。
□メペンゾラート臭化物(トランコロン®)7.5 mg 錠，1 回 2 錠，1 日 3 回

■文献

1. Lacy BE, Mearin F, Chang L, et al. Bowel disorders. Gastroenterology 2016; 150: 1393-407. PMID: 27144627
2. O'Donnell LJ, Virjee J, Heaton KW. Detection of pseudodiarrhoea by simple clinical assessment of intestinal transit rate. BMJ. 1990; 300: 439-40. PMID: 2107897
3. Longstreth GF, Thompson WG, Chey WD, et al. Functional bowel disorders. Gastroenterology. 2006; 130: 1480-91. PMID: 16678561
4. Staudacher HM, Whelan K, Irving PM, et al. Comparison of symptom response following advice for a diet low in fermentable carbohydrates (FODMAPs) versus standard dietary advice in patients with irritable bowel syndrome. J Hum Nutr Diet. 2011; 24: 487-95. PMID: 21615553

■腸管感染症

◎ポイント

●ほとんどの腸管感染症は自然治癒するため，抗菌薬投与は不要。ただし抗菌薬投与をすべき重症例を見逃さないこと。
●治療の主体は脱水と電解質異常の補正。
●症状から小腸型と大腸型に分け，起炎菌を想定する。

◎概念・定義

●細菌，ウイルスなどの病原体が消化管に感染し，あるいは病原体が産生する毒素により嘔吐，下痢，腹痛などの症状をきたすことをいう。
●腸管感染症は大きく小腸型と大腸型に分類できる。

> □**小腸型**：発熱は軽度で水様性下痢をきたす。特殊なものとして細菌が食品内で産生した毒素を摂取することで起こる病態がある。
> □**大腸型**：発熱，血性下痢，強い腹痛を認めることが多く，1回の下痢の量は小腸型と比較して少ない。

39

◎病歴・症状

●**小腸型**では悪心，嘔吐，水様性下痢。発熱はないか，あっても軽度のことが多い。
●**大腸型**では血性下痢，腹痛，発熱。直腸の炎症があると，テネスムス，直腸周囲の痛みを訴える。
●悪心，嘔吐，腹痛，下痢，発熱など腸管感染症様の症状をきたす他の疾患は多い。**特に典型的な症状，経過でない場合は，安易に「胃腸炎」と診断しない。**
●病歴では以下を確認する。

> □病悩期間，発熱・下痢の有無，便の性状，排便回数，腹痛，シックコンタクトの有無，喫食歴，服薬内容（抗菌薬，PPIなど），入院歴，渡航歴，ペットの有無

身体所見

- 脱水があると，口腔粘膜や腋窩の乾燥，皮膚のツルゴール低下，頻脈，低血圧，起立性低血圧を認める。
- 重症例では意識障害をきたす。
- 発熱または低体温。
- 腹部診察で**小腸型では臍周囲の圧痛，大腸型では下腹部の圧痛**を認めることがある。イレウスが存在すると腸蠕動音が低下する。

検査

- 血液検査，便培養が必要となる場合は限られる。
- 血液検査の主な目的は重症度の把握と合併症の有無の評価。軽症例では検査は不要である。中等症以上では，電解質異常，腎機能障害などがないか血液検査で調べる。
- **便培養の適応**
  - 重症例（脱水の存在，24時間以内に6回以上の下痢がある，重度の腹痛，入院を要する症例など）
  - 高リスク群（65歳以上，併存疾患がある，免疫不全状態，妊婦など）
  - 1週間以上症状が持続
  - 公衆衛生上の観点から検査が必要（食品を扱う業務，医療関係者など）
  - 入院して72時間以上経過して発症した下痢では，市中感染による下痢の可能性は低くなるため，一般の便培養は不要。
- 便培養で肛門スワブは推奨されない。
- 高熱，悪寒戦慄など菌血症が疑われる場合には血液培養を採取する。

治療

- 脱水の補正，電解質や糖の補給が中心。
- 抗菌薬投与の適応は限られる。
- 経口摂取が可能なら，経口補水液などを利用。軽症ならスポーツドリンクでも可。
- 血便，発熱などを伴う大腸型感染，CDIでは止痢薬，鎮痙

薬を使用しない(病状の悪化，治癒の遷延をきたす)。
●抗菌薬投与の適応には以下がある(「JAID/JSC 感染症治療ガイドライン 2015―腸管感染症―」)。

□血圧の低下，悪寒戦慄など菌血症が疑われる場合
□重度の下痢による脱水やショック状態などで入院加療が必要な場合
□菌血症のリスクが高い場合(CD4 陽性リンパ球数が低値の HIV 感染症，ステロイド・免疫抑制剤投与中など細胞性免疫不全者など)
□合併症のリスクが高い場合(50 歳以上，人工血管・人工弁・人工関節など)
□渡航者下痢症(症状や状況によっては治療を考慮する場合もある)

●抗菌薬投与前に便培養を提出する。
●悪寒戦慄があり敗血症を疑う場合には血液培養を提出。

39

推奨される治療薬
【第 1 選択】
□レボフロキサシン(クラビット®)経口 1 回 500 mg，1 日 1 回
□シプロフロキサシン(シプロキサン®)経口 1 日 600 mg を 1〜2 回分割
□カンピロバクター腸炎を強く疑う場合，あるいはキノロン耐性が増加している地域からの渡航者下痢症には，マクロライド系を第 1 選択とすることもある。
【第 2 選択】
キノロン系薬剤に耐性またはアレルギーの場合
□アジスロマイシン(ジスロマック®)経口 1 回 500 mg，1 日 1 回
□セフトリアキソン(ロセフィン)点滴静注 1 回 1〜2 g，1 日 1 回(24 時間ごと)

●抗菌薬は臨床情報から起炎菌を推定して経験的治療を行う。
●下痢が 1 週間以上持続する場合にはジアルジア(*Giardia*

lamblia)を始めとする原虫感染症や非感染性下痢症の可能性も考えられ，精査が必要であるため必ず受診するように説明する。

◆個々の病原体

1. 主に大腸型感染を起こす病原体

1) カンピロバクター

●感染源：鶏肉，牛肉の生食。ペットから感染することあり。

●潜伏期：2〜5日間と，他の腸管細菌感染と比較してやや長い。

●特徴：

・便のグラム染色でグラム陰性らせん状桿菌として認められる。カモメが翼を広げたようにみえる（gull wing）。

・便培養で確認。

・内視鏡所見では，回盲弁上の浅く境界明瞭な潰瘍が特徴的で約半数で認める。

・感染後に反応性関節炎（感染後1〜2週），Guillain-Barré症候群（感染後1〜3週）を合併することがある。

●治療：

・多くは自然治癒するため抗菌薬は不要。

・重症例，高齢者，免疫不全状態の患者ではマクロライド系抗菌薬で治療する。クラリスロマイシン1回200 mgを1日2回3〜5日間服用。

2) サルモネラ（非チフス）

●感染源：鶏肉，鶏卵，乳製品，ミドリガメなどのペット

●潜伏期：8〜48時間

●特徴：

・発熱，激しい下痢，腹痛などをきたし，腸炎の症状が強い。

・菌血症が2〜4％に起こり，腹腔内膿瘍，心内膜炎，骨髄炎，関節炎などの腸管外病変を起こしやすい。

・50歳以上の成人では細菌性動脈瘤の合併率が高まるという報告がある。

・HIV感染症や悪性リンパ腫など，基礎疾患に細胞性免疫障害がある場合には，より菌血症や腸管外病変を発症しやす

くなる。

●治療：
・症状や脱水への対症療法を行う。後述するような患者以外では，抗菌薬投与は推奨されない。
・止痢薬は菌の排出を長引かせたり，麻痺性イレウスを起こす可能性があるため用いない。
・抗菌薬投与の適応があるのは以下の場合。

□乳幼児や高齢者で比較的症状が重い患者
□菌血症や膿瘍などの腸管外病巣がある患者
□基礎疾患として HIV 感染症などの細胞性免疫障害を有する患者
□ステロイドや免疫抑制剤などの投与を受けている患者
□人工血管，人工弁，人工関節などがある患者

●一般的な抗菌薬の投与期間は 3〜7 日間であるが，菌血症の場合には 14 日間，腸管外病変については各病態に応じた期間の投与を行う。

39

[処方例]
□クラビット®経口 1 回 500 mg，1 日 1 回，3〜7 日間

感受性低下やアレルギーがある場合：
□ロセフィン®点滴静注 1 回 1〜2 g，1 日 1 回，3〜7 日間

3) 細菌性赤痢
●感染源：細菌性赤痢の主な感染源はヒトであり，患者や保菌者の糞便に汚染された食品や水を介して感染する。少量の菌量で感染を起こす。
●潜伏期：1〜5 日間
●特徴：
・典型例では全身倦怠感，悪寒を伴う発熱，水様性下痢で発症。発熱が 1〜2 日続いた後に，腹痛，テネスムス，粘血便を認める。

・本邦で多い *Shigella sonnei* による感染では，軽度の発熱，水様性下痢で治まることが多い。

●治療：

・少量の菌量でも感染を起こすため，有症状者のみならず，保菌者にも抗菌薬の投与を行う。

[処方例]

□クラビット®経口 1 回 500 mg，1 日 1 回，3〜5 日間

キノロン耐性またはアレルギーのある場合：

□ジスロック®経口 1 回 500 mg，1 日 1 回，3〜5 日間

---

4) 志賀毒素産生性大腸菌 (腸管出血性大腸菌)

●感染源：生または加熱不十分な肉類，給食，仕出し弁当，野生動物の糞便で汚染された野菜など

●潜伏期：3〜8 日間

●特徴：

・典型的な症状は強い腹痛と鮮血便。

・発熱は微熱程度のことが多く，38℃を超えることはまれ。

・少数の患者で溶血性尿毒症症候群 (HUS) を引き起こす。通常は小児や高齢者でみられ，下痢，血便が始まってから 1 週間前後に発症。

・病変は右側結腸に強いことが多い。

●治療：

・抗菌薬の使用により，HUS 発症のリスクが増すという報告があり，抗菌薬の使用は推奨されない。

・同様に止痢薬の使用により HUS 発症のリスクが増加するため使用しない。

・治療の主体は対症療法。

5) 赤痢アメーバ

●感染源：発展途上国への旅行，知的障害者施設での集団感染，男性同性愛者間での性行為，性風俗店での感染

●潜伏期：2〜3 週間

●特徴：
・イチゴゼリー状の粘血便，下痢，下腹部痛，テネスムスなどの症状をきたす。腸管感染のみでは発熱はまれだが，肝膿瘍を合併すると発熱をきたす。
・亜急性の経過をとることが多い。
・大腸内視鏡検査では，盲腸と直腸に病変を認めることが多く，たこいぼ様潰瘍が特徴的。
・確定診断には糞便，腸粘液，病変部の生検組織などでアメーバ原虫の嚢子や栄養型を証明する。潰瘍部からの生検では，潰瘍中央部からの生検のほうが検出率が高い。
・誤って潰瘍性大腸炎と診断して，ステロイドの投与を行うと，本症が増悪し大腸の穿孔，肝膿瘍などをきたすので注意する。

●治療：

> [処方例]
> □メトロニダゾール（フラジール®）経口 1 回 500 mg，1 日 3 回，10 日間
> ・再発予防のため，メトロニダゾール投与後にパロモマイシン（アメパロモ®）経口 1 回 500 mg，1 日 3 回，10 日間投与する。

39

●無症候性嚢子排泄者では，パロモマイシンを単独で上記用量を 10 日間投与する。

2. 小腸型感染を起こす病原体

1）ノロウイルス

●感染源：生牡蠣などの二枚貝。感染者の便，吐瀉物で汚染されたものからの二次感染
●潜伏期：1〜2 日間
●特徴：悪心，嘔吐，腹痛，下痢，発熱。通常は 72 時間以内に軽快する。
●治療：対症療法

2)コレラ菌

- ●感染源：水，魚介類，海外渡航
- ●潜伏期：数時間から 5 日間。多くは 1 日前後
- ●特徴：
- ・小腸型下痢をきたす病原菌の代表例。コレラ毒素が水様性下痢を引き起こす。嘔吐も認められるが，発熱や腹痛は，ほとんどない。
- ・多量の米のとぎ汁様の白色下痢便がある(1 日 10 L 以上に及ぶこともある)。脱水，電解質異常をきたすこともある。
- ●治療：
- ・**脱水に対する治療が最も重要**。経口摂取が可能であれば経口補水液を用いる。嘔吐があり経口摂取が不可能な場合や重症例では，経静脈的に輸液を行う。
- ・抗菌薬投与により，症状の期間を短縮する。抗菌薬投与は脱水の補正が終わり，経口摂取が可能になってからでよい。

[処方例]
□クラビット® 経口 1 回 500 mg，1 日 1 回，3 日間
キノロン耐性またはキノロンにアレルギーがある場合：
□ジスロマック® 経口 1 回 500 mg，1 日 1 回，3 日間

3)腸管毒素原性大腸菌(ETEC)

- ●感染源：汚染された水，さまざまな食品
- ●潜伏期：12〜72 時間
- ●特徴：
- ・旅行者下痢症の主な原因
- ・下痢，腹痛が主症状。嘔吐，発熱の頻度は少ない。
- ・症状は 1〜5 日間で軽快する。
- ●治療：対症療法が主体

4)黄色ブドウ球菌

- ●感染源：黄色ブドウ球菌で汚染された食品取扱者の手で調理されたおにぎり，弁当など
- ●潜伏期：1〜6 時間

●特徴：
・食品中で増殖した黄色ブドウ球菌が産生する毒素(エンテロトキシン)を摂取することで，悪心，嘔吐，疝痛性腹痛をきたす。
・発熱と下痢の頻度は低い。
●治療：対症療法

5)セレウス菌
●感染源：嘔吐型は米飯，スパゲッティなど，下痢型は食肉製品，野菜など
●潜伏期：嘔吐型は 30 分〜6 時間，下痢型は 6〜15 時間
●特徴：
・多くは嘔吐型で発症。食品内で産生されたセレウス菌の毒素により，嘔吐をきたす。
・一部は菌を含む食品の摂取後，半日ほどして下痢をきたす。
●治療：対症療法

■文献

1. 日本感染症学会，日本化学療法学会．JAID/JSC 感染症治療ガイド・ガイドライン作成委員会．腸管感染症ワーキンググループ．JAID/JSC 感染症治療ガイドライン 2015–腸管感染症–．《http://www.kansensho.or.jp/uploads/files/guidelines/guideline_JAID-JSC_2015_intestinal-tract.pdf》(2021 年 4 月閲覧)．

39

■胃癌

◎ポイント

- 早期胃癌では自覚症状および身体診察で異常を認めることは少ない。進行胃癌でも特異的な自覚症状，身体所見はない。診断には，上部消化管内視鏡検査(EGD)が必須。
- 内視鏡検査で早期胃癌を疑う場合，非拡大および拡大内視鏡において NBI 観察の併用が有用である。
- 早期胃癌に対する ESD の適応は，一括切除できる大きさと部位にあること。絶対適応病変として，肉眼的粘膜内癌（腫瘍径は問わない），分化型癌，UL0，および 3 cm 以下の肉眼的粘膜内癌，分化型癌，UL1 がある。

◎概念・定義

- 胃に発生する上皮性腫瘍。
- 早期胃癌は病変が粘膜層もしくは粘膜下層にとどまるもの。リンパ節への転移の有無は問わない。
- 胃癌のリスク因子には *Helycobacter pylori*(HP)感染，喫煙，塩分の過剰摂取がある。近年，本邦では HP 感染率が減少し，HP 除菌後胃癌，HP 陰性胃癌にも注意する必要がある。

◎病歴・症状

- 早期ではほとんどが無症状で，健康診断や他疾患による症状の精査の過程で偶然発見されることが多い。萎縮性胃炎が背景にあるなら，それに伴う胃もたれ，腹部膨満感を訴えることがある。
- 進行癌では，上腹部痛，腹部膨満感，悪心，嘔吐，嚥下困難，食欲低下，吐下血，早期飽満感，体重減少など。
- 遠隔転移をきたすと，転移臓器に関連した症状が出現することがある。
- いずれの自覚症状も非特異的であるため，病歴でこれらの症状があれば胃癌を疑うことが大切。

◎身体所見

- 早期癌では身体所見は正常。

40

●進行癌では進行度に応じて貧血，上腹部の圧痛，上腹部腫瘤，左鎖骨上窩のリンパ節腫大(Virchow(ウィルヒョウ)リンパ節)，腹水貯留，肝転移による黄疸，肝腫大などを認める。

◎検査

●早期癌では血液検査の異常を認めないことが多い。病変の進行に伴い，貧血，低蛋白血症，腫瘍マーカー(CEA，CA19-9 など)上昇を認めうる。これらの腫瘍マーカーの胃癌に対する感度は低いため，腫瘍マーカーが正常であっても胃癌を除外することはできない。

●**診断には EGD が必須**。上腹部症状を訴える患者で，特に50 歳以上，反復する嘔吐，嚥下困難，消化管出血(下血，貧血など)，体重減少，HP 感染(除菌後も含む)のいずれかに該当する場合には，積極的に上部消化管内視鏡検査を行う。

●早期胃癌を疑う病変では，NBI の併用が癌か非癌かの鑑別に有用である。白色光観察で発赤を呈する病変を非拡大NBI で観察した場合，light brown(唐茶色，黄色味がかった茶色)，olive brown(利休色，緑がかった茶色)と異なる色調で観察される。**利休色の病変は大半が非癌であるのに対して，唐茶色では一定の割合で癌である。**

●拡大内視鏡がある場合には，NBI を併用して胃癌診断を行う。胃癌を疑う病変を拡大観察し，境界線 demarcation line(DL)の有無を確認する。DL がなければ非癌と判断。DL があるならば，表面微細構造 microsurface pattern(MS)と微小血管構築像 microvascular pattern(MV)を観察し，不整な MS または MV があれば癌と診断する(MESDA-G) (Dig Endosc. 28: 379-93, 2016. PMID: 26896760)。

●胃癌の鑑別診断には，良性潰瘍，悪性リンパ腫などが挙がる。内視鏡観察時に，病変の色調，陥凹の有無，伸展性，潰瘍を伴う場合は，潰瘍底，潰瘍の辺縁，潰瘍周囲の性状に注目して観察する。

●良性潰瘍では白苔が均一かつ比較的平坦で，潰瘍辺縁は整で白苔のはみ出しがない。ただし，急性期の潰瘍では白苔

のはみ出しや不整形の潰瘍を認めることが少なくなく，最終診断には生検が必要となる。悪性リンパ腫では，伸展性が保たれ周囲の隆起もなだらかなことが多く，病変の境界は不明瞭。

●食道浸潤やスキルス胃癌の進展範囲の診断，噴門部や幽門部から病変までの距離の測定などを目的に胃X線造影検査を行うことがある。

●リンパ節転移，遠隔転移の有無は腹部超音波，CTで評価する。

●胃壁深達度の評価に超音波内視鏡検査(EUS)を行うことがある。

○治療

●治療法の選択については，日本胃癌学会の「胃癌治療ガイドライン医師用2018年1月改訂(第5版)Web版」(http://www.jgca.jp/guideline/fifth/index.html)(2021年4月閲覧)を参考に判断する。治療法には，内視鏡治療，外科的治療，化学療法，放射線療法，その他(緩和手術，対症療法など)がある。

●内視鏡治療には内視鏡的粘膜切除術(EMR)および内視鏡的粘膜下層剥離術(ESD)がある。**内視鏡治療の適応は，リンパ節転移の可能性がきわめて低く，腫瘍が一括切除できる大きさと部位であることが前提。**

●組織型が分化型癌で肉眼的粘膜内癌(cT1a)，潰瘍を伴わない(UL0)病変では，大きさに関係なくESDの絶対適応病変。分化型癌でcT1aだが，UL1では，3cm以下の病変がESDの適応。

●2cm以下の肉眼的粘膜内癌(cT1a)，未分化型癌，UL0の病変は，現時点ではESD後の長期予後に関するエビデンスが乏しいため，適応拡大病変とされる。

●**上記に該当しない病変の標準治療は外科的胃切除である。**ただし，年齢や併存疾患などを勘案し，リンパ節転移率を考慮したうえで内視鏡治療を行う場合には，相対適応病変として，**患者にリンパ節転移の恐れがあることを十分に説明して患者の同意を得たうえで治療を行う。**

- 手術には治癒手術と非治癒手術がある。治癒手術は内視鏡治療の適応外で完全切除が可能な病変が対象となる。治癒手術のうち、定型手術は治癒を目的として行われる標準的な術式で胃の 2/3 以上の切除「D2 リンパ節郭清」を行うものをいう。
- 非治癒手術は治癒が望めない症例に対して行う手術で，**緩和手術と減量手術がある**。前者は胃癌による狭窄や出血などによる切迫症状を改善するために行われ，バイパス手術などを指す。後者は予後改善が示されておらず，上記のガイドラインでも行わないことが強く推奨されている。
- 切除不能進行・再発症例，あるいは非治癒切除(R2)症例で，全身状態が比較的良好(performance status 0〜2)かつ主要臓器機能が保たれていれば化学療法の適応となる。
- HER2 陽性胃癌におけるトラスツズマブを含む化学療法が標準治療として位置づけられたことから，一次治療前にHER2 検査を行うことが強く推奨される。
- 推奨される一次化学療法レジメン

HER2 陰性の場合：カペシタビン＋シスプラチン，S-1＋シスプラチンなど。

HER2 陽性の場合：カペシタビン＋シスプラチン＋トラスツズマブなど。

■文献

1. Muto M, Yao K, Kaise M, et al. Magnifying endoscopy simple diagnostic algorithm for early gastric cancer(MESDA-G). Dig Endosc. 28: 379-93, 2016. PMID: 26896760
2. 日本胃癌学会編. 胃癌治療ガイドライン医師用 2018 年 1 月改訂［第 5 版］Web 版《http://www.jgca.jp/guideline/fifth/index.html》(2021 年 4 月閲覧).

■大腸癌

●●ポイント

●進行大腸癌では，排便習慣の変化，血便，腹痛などの症状をきたす。一方，早期大腸癌では無症状のことが多い。

●便潜血検査，腫瘍マーカーであるCEAのいずれも，大腸癌を除外することができるほど感度は高くない。臨床症状および検査所見から大腸癌を疑う場合には，大腸内視鏡を行う。

●粘膜内癌もしくは軽度粘膜下層浸潤で，一括切除できる大きさと部位にある病変については，内視鏡治療の適応である。

●●概念・定義

●大腸（盲腸，結腸および直腸）に生じる上皮性悪性腫瘍。ほとんどが腺癌。

●大腸癌は遺伝性の有無により，**遺伝性大腸癌**（家族性大腸腺腫症（FAP），遺伝性非ポリポーシス大腸癌（HNPCC）など）と**遺伝性のない散発性大腸癌**に分けられる。

41

●●病歴・症状

●早期癌では自覚症状を認めることは少ない。自覚症状がなく，大腸癌検診で便潜血を指摘され発見される場合も少なくない。

●右側結腸の進行癌では，閉塞症状は生じにくく，貧血による動悸，易疲労感などを契機に発見されることが多い。

●左側結腸の進行癌では腹痛を伴う通過障害，血便をきたす。

●直腸癌の場合にはテネスムス，血便，排便時の不快感，便柱の狭小化などが出現し，狭窄が強いと溢流性下痢や便失禁を訴える。

●進行癌では体重減少を認めることがある。

●病変の進行により腸閉塞をきたすと，腹部膨満感，腹痛を訴える。

●癌が進行して遠隔転移がある場合，転移した臓器に関連した症状が出現する。肝転移では黄疸，右上腹部痛など。腹

膜播種では腹水貯留，肺転移では胸痛，咳嗽，呼吸困難などをきたす。

●大腸癌・大腸ポリープの既往，大腸癌の家族歴を確認する。

◎身体所見
●早期癌では身体所見は正常。
●進行癌では，腹部診察で腫瘤を触知することがある。また，直腸診で血便がみられることがある。
●直腸癌では，直腸診で血便に加えて腫瘤を触知することがある。
●肝転移をきたすと黄疸，肝腫大を認めることがある。

◎検査
●血液検査では鉄欠乏性貧血を認めることがある。
●肝転移があると，アミノトランスフェラーゼ値，胆道系酵素，ビリルビン値の上昇。
● CEA 上昇。ただし，CEA 上昇がなくても大腸癌の否定はできない。
●大腸癌において便潜血の感度は高くない。小球性貧血などで大腸癌を疑う状況で，便潜血が陰性であっても大腸癌を否定することはできない。大腸癌を疑う場合には，内視鏡検査を行う。
●血便，排便習慣の変化，下腹部痛など**大腸癌を疑う場合には，大腸内視鏡検査が第 1 選択となる**。
●便柱狭小化，残便感，排便に関連した強い腹痛など狭窄症状を疑う場合には，腹部 CT で高度の狭窄をきたす病変がないか評価する。そのまま大腸内視鏡の前処置として腸管洗浄液を服用すると腸閉塞，大腸穿孔をきたすことがある。
●原発巣の周囲臓器への浸潤，リンパ節転移，遠隔転移の評価には造影を含む CT 検査が有用。
●直腸癌では，近接臓器への浸潤やリンパ節転移の評価に MRI 検査が有用。

◎治療
●内視鏡治療適応の原則はリンパ節転移の可能性がほとんど

41

なく，腫瘍が一括切除できる大きさと部位にあることである。**内視鏡的切除の適応基準は以下の3項目である。①粘膜内癌，粘膜下層への軽度浸潤癌，②大きさは問わない，③肉眼型は問わない**（大腸癌研究会編．大腸癌治療ガイドライン医師用2019年版）。

●内視鏡治療の主なものには，スネアを用いたポリペクトミー，内視鏡的粘膜切除術（EMR），内視鏡的粘膜下層剥離術（ESD）がある。ポリペクトミーやスネアEMRで無理なく一括切除できる大きさは2 cmである。それより大きい場合には，ESDを考慮する。

●内視鏡治療の適応がなく遠隔転移がない場合，あるいは内視鏡治療後に外科的追加切除が必要な症例に対しては手術治療を行う。

● Stage Ⅳの症例に対しては，遠隔転移巣が切除可能であるか，原発巣が切除可能かどうか，原発巣による症状（大出血，高度貧血，穿通・穿孔，狭窄などによる症状）があるかどうかにより，治療方針を決定する。詳細は上記の「大腸癌治療ガイドライン」参照。

■文献

41
1. 大腸癌研究会編．大腸癌治療ガイドライン医師用2019年版．東京：金原出版，2019.

■その他の消化器癌

◆食道癌
◎ポイント
- 本邦では扁平上皮癌が大部分を占める。
- 飲酒，喫煙がリスク因子。特にフラッシャーでリスクが高い。
- 進行性の嚥下困難，嚥下時痛を訴える患者では，食道癌を疑い内視鏡で評価する。

◎概念・定義
- 食道に発生する上皮性悪性腫瘍。**本邦では扁平上皮癌がおよそ9割を占める**(Esophagus. 2021; 18: 1-24. PMID: 33047261)。欧米では下部食道由来の腺癌が過半数を占める。
- 病型分類が胃癌と異なることに注意。早期食道癌は癌が粘膜内にとどまるものでリンパ節転移の有無は問わない。表在癌は癌の深達度が粘膜下層までで，リンパ節転移の有無は問わない。進行癌は癌の深達度が固有筋層以深に達するもの。

◎病歴・症状
- 初期には無症状のことが多い。
- 病変の進行に伴い，嚥下時痛，つかえ感，嚥下困難，体重減少をきたす。これらの症状は進行性である。嚥下困難は最初固形物で出現するが，病変の進行に伴い，半固形食，さらに進行し食道狭窄が高度になると液体でも生じるようになり，唾液の嚥下が困難になる。
- 病変からの出血により吐血，黒色便，貧血による易疲労感，立ちくらみなどをきたす。
- 気道，肺への浸潤により咳嗽，喀痰，発熱，呼吸困難，血痰，喀血を認める。
- 反回神経リンパ節転移による反回神経麻痺を伴うと，嗄声を認める。
- 遠隔転移に伴う症状。しばしば転移をきたす臓器は肝臓，

42

肺，骨。
●リスク因子は飲酒，喫煙。少量の飲酒（コップ1杯程度の ビール）で顔面の紅潮をきたす，あるいは過去（飲酒を始め た頃）にきたしたことがある患者（フラッシャーと呼ぶ）は 特に食道癌のリスクが高い。

◎身体所見
●早期には身体診察上で異常を認めない。
●病変が進行すると転移したリンパ節の腫大，貧血を認める。

◎検査
●血液検査で鉄欠乏性貧血を認めることがある。
●確定診断は EGD で行う。EGD 時の生検で診断。
●病変の拡がり，同時多発病変を発見するために，画像強調 観察内視鏡，ヨード染色が有効。食道炎，上皮内腫瘍，異 所性胃粘膜，Barrett 食道のような非癌病変でもヨード不 染帯がみられることに注意。
●一般にヨード不染帯が5mm 以上で不整形，ピンクカラー サイン（PC sign）陽性（ヨード散布2～3分後にヨード不染 部が淡いピンク色に変化すること）であれば食道表在癌で ある可能性が高い。
●壁深達度の評価には EUS，拡大内視鏡が有用。
●頭頸部癌の合併がしばしばみられるため，同時に評価する。
●進行度分類には胸腹部 CT が必須。それ以外に EUS，PET などを行うこともある。

◎治療
●「食道癌診療ガイドライン 2017 年版」（日本食道学会編， 東京：金原出版，2017）を参考に治療方針を決定する。治療 には内視鏡治療，手術，化学療法，放射線療法があり，こ れらから1つまたは複数を組み合わせて行う。
● cStage 0 の場合は内視鏡治療が選択されることが多い。 ただし，壁深達度が T1a-MM で脈管侵襲陽性の場合には 追加治療（外科手術または化学放射線療法）が必要となる。
● cStage I～III で耐術能があれば術前化学療法後の外科手術

が推奨されているが，耐術能がなければそれ以外の治療を選択する。

● cStage IVa では，全身状態が良好であれば根治的化学放射線療法を考慮する。

◆膵癌
◎ポイント

●中高年の上腹部痛，背部痛，糖尿病の新規発症または増悪をみたら膵癌の可能性を考えて精査を行う。

●膵癌が疑われる場合の画像検査はダイナミック CT が第 1 選択となる。局所進展，切除可能性の評価には造影 MRI を併用する。

●必ずしも画像所見のみで良性疾患との鑑別ができないため，可能な限り超音波内視鏡下穿刺術(EUS-FNA)を行う。

◎概念・定義

●膵臓に発生する上皮性悪性腫瘍で，ほとんどは膵管上皮から生じる浸潤性膵管癌。それ以外には膵管内乳頭粘液性腺癌，粘液性嚢胞腺癌，膵神経内分泌腫瘍などがある。本項では浸潤性膵管癌を扱う。

●膵頭部癌が半分以上を占め，膵体部，膵尾部の順に続く。

◎病歴・症状

●心窩部痛，背部痛，体重減少など。これらの症状が出現した時点で，すでに進行癌であることが多い。

●膵頭部癌では，胆管狭窄による黄疸，褐色尿，右季肋部痛を認める。

●神経叢への浸潤により，疼痛以外に消化管運動障害による早期飽満感，悪心を訴えることがある。

●腫瘍による閉塞性膵炎がきっかけとなり発見されることがある。

●高齢発症の糖尿病または糖尿病が悪化した場合，膵癌の可能性を考える。

●リスク因子には膵癌の家族歴，糖尿病，慢性膵炎，膵管内乳頭粘液性腫瘍(IPMN)，喫煙，大量飲酒などがある。

42

●膵癌の腫瘍マーカーとして CA19-9, CEA, DUPAN-2, Span-1 などがあるが, いずれも病変の早期発見には無効。

◎身体所見
●黄疸, 上腹部の腫瘤, 腹水など。

◎検査
●血液検査では膵酵素であるアミラーゼ, リパーゼ, エラスターゼ1などの上昇を認めることがある。膵頭部癌では, 胆道系酵素とビリルビンの上昇を伴うことがある。
●腹部超音波検査で膵臓に境界不明瞭な低エコー腫瘤を認め, 病変より尾側膵管の拡張を伴う。膵頭部癌では総胆管, 肝内胆管の拡張がみられる。
●単純 CT のみでは, 膵癌の診断に適さない。膵癌の診断には膵ダイナミック CT が望ましい。動脈相では低吸収域の腫瘤として認められ, 門脈相ではやや造影される。病変より尾側の膵管拡張を認めることがある。随伴する膵炎があると, 膵臓に炎症所見を認める。周囲脈管, 臓器への浸潤を認めることがある。
●膵癌の局所進展, 切除可能性の評価には造影 CT と造影 MRI の併用が望ましい。
●遠隔転移の評価には, CT に加えて, PET, 審査腹腔鏡を行うことがある。
●画像診断のみで膵癌と炎症性腫瘤やその他の膵腫瘍との鑑別は困難なことがある。可能な限り, EUS-FNA や ERCP による膵液細胞診を行い, 確定診断をする。

◎治療
●外科的治療が唯一治癒を期待できる治療である。
●病期分類に加えて, 切除可能性を切除可能, 切除可能境界, 切除不能のいずれであるかを評価して治療方針を決定する。
●切除可能境界膵癌とは, 外科的切除を施行しても高率に癌が遺残し, 切除による生存期間延長効果を得ることができない可能性があるものとされる(日本膵臓学会膵癌診療ガイド

ライン改訂委員会編. 膵癌診療ガイドライン 2019 年版. 東京：
金原出版, 2019）。しかし, 術前化学放射線療法および術後
補助療法を行うことで, 予後が改善する可能性がある。
●治療には手術療法, 化学療法, 放射線療法, 免疫療法, あ
るいはこれらを組み合わせた集学的治療がある。「膵癌診
療ガイドライン 2019 年版」を参照のこと。

◆肝細胞癌(HCC)

◎ポイント

●ほとんどの HCC は慢性肝疾患を背景として生じる。特に,
B 型・C 型肝硬変は HCC の超高リスク群とされる。異時性・
多発性発癌が特徴であるため, 腫瘍マーカーと画像検査を
組み合わせて計画的にサーベイランスを行うことが大事で
ある。
●超音波検査が画像検査によるスクリーニングの第 1 選択
になる。診断のためにはダイナミック CT が中心的な役割
を果たす。
●肝予備能と腫瘍進展度から治療方針を決定する。治療には
肝切除, 穿刺局所療法, 肝動脈化学塞栓療法(TACE), 肝
動注化学療法, 分子標的治療薬, 肝移植などがある。

42

◎概念・定義

●肝癌には肝臓を構成する細胞から発生した癌である原発性
肝癌と転移性肝癌がある。原発性肝癌のうち, 肝細胞に由
来する癌が HCC であり, 原発性肝癌の約 95％を占める。
●背景肝に慢性肝疾患がある場合がほとんどである。そのな
かでも C 型慢性肝炎が最も多く, B 型慢性肝炎がこれに
続く。その他にアルコール性肝硬変, 非アルコール性脂肪
肝炎(NASH), 原発性胆汁性胆管炎など。
●慢性肝疾患を背景とした異時性・多発性発癌が特徴。
●B 型・C 型肝硬変は肝癌の超高リスク群, B 型・C 型慢性
肝炎, 非ウイルス性肝硬変は高リスク群とされる。それぞ
れのリスクに応じて計画的なサーベイランスを行う。

◎病歴・症状

● ほとんどが無症状。併存する慢性肝疾患による倦怠感，黄疸，皮膚瘙痒，下腿浮腫，腹水などを訴える場合がある。

● 腫瘍自体が増大すると，それによる圧迫症状や腹部膨満感を訴えることがある。

● HCC が腹腔内に破裂すると，突然発症の腹痛と腹部膨隆，血圧低下による意識障害などをきたす。

◎身体所見

● HCC に特異的な身体所見はないが，慢性肝疾患を背景に発症することが多いため，肝性脳症，黄疸，くも状血管腫，女性化乳房，手掌紅斑，腹水などを認めることがある。

● 肝細胞癌破裂をきたすと低血圧，頻脈などがみられる。また，血性の腹水を認める。

◎検査

● 血液検査では，肝硬変を認めると血小板減少，AST＞ALT，低アルブミン血症，総ビリルビン上昇，PT-INR 延長などがみられる。

● HCC の腫瘍マーカーとして，AFP，PIVKA-II，AFP-L3 分画がある。これらの小型 HCC における感度，特異度は高くない。高リスク群でのサーベイランスでは，2 種類以上の腫瘍マーカーを測定することが推奨されている。

● 腹部超音波検査でみられる典型的な所見は，モザイクパターン，ハロー（腫瘍辺縁にみられる低エコー一帯）である。大きさが 1.5 cm 未満の高分化型の HCC では，典型的な所見を認める割合が低い。また，**横隔膜ドーム下が死角になりやすく，肝萎縮などの影響により描出しにくいことがあるなど，検査の限界を認識すること**が大切。

● CT 撮像にあたっては，病変の血流評価ができるダイナミック CT を行う。典型的 HCC は，動脈相で高吸収域として描出され，門脈・平衡相で周囲肝実質と比較して相対的に低吸収域（washout）となる。

● MRI は Gd-EOB-DTPA によるダイナミック MRI が主流である。1 cm 以上の肝腫瘤の所見がダイナミック CT で典

型例でないときには，ダイナミック MRI で評価する。

治療

● 「肝癌診療ガイドライン 2017 年版」（日本肝臓学会編，東京：金原出版，2017）を参考に決定する。
● 治療方針は，肝予備能と腫瘍進展度を考慮して決める。
● 治療には肝切除，穿刺局所療法，TACE，肝動注化学療法，分子標的治療薬，肝移植などがある。

■文献

1. Watanabe M, Tachimori Y, Oyama T, et al. Comprehensive registry of esophageal cancer in Japan, 2013. Esophagus. 2021; 18: 1-24. PMID: 33047261
2. 日本食道学会編．食道癌診療ガイドライン 2017 年版．東京：金原出版，2017.
3. 日本膵臓学会膵癌診療ガイドライン改訂委員会編．膵癌診療ガイドライン 2019 年版．東京：金原出版，2019.
4. 日本肝臓学会編．肝癌診療ガイドライン 2017 年版．東京：金原出版，2017.

42

■欧文索引■

■和文索引■

消化器診療プラチナマニュアル　　定価：本体 2,000 円＋税

2021 年 6 月 28 日発行　第 1 版第 1 刷©

著　者　小林　健二
　　　　こばやし　けんじ

発 行 者　株式会社メディカル・サイエンス・インターナショナル

　　　　　代表取締役　金子　浩平
　　　　　東京都文京区本郷 1‐28‐36
　　　　　郵便番号 113‐0033　電話(03)5804‐6050

印刷：双文社印刷/装丁・イラスト：ソルティフロッグ デザインスタジオ(サトウヒロシ)

ISBN 978‐4‐8157‐3023‐9　C3047